Dr. Nicole Schaenzler
Begleitwort von Heilpraktikerin Hannelore Fischer-Reska

Vital und gesund durch
Bitterstoffe

Mit Bitterkräutern die Verdauung anregen, das Säure-Basen-Gleichgewicht
regulieren, den Körper sanft entschlacken und die natürlichen Abwehrkräfte stärken

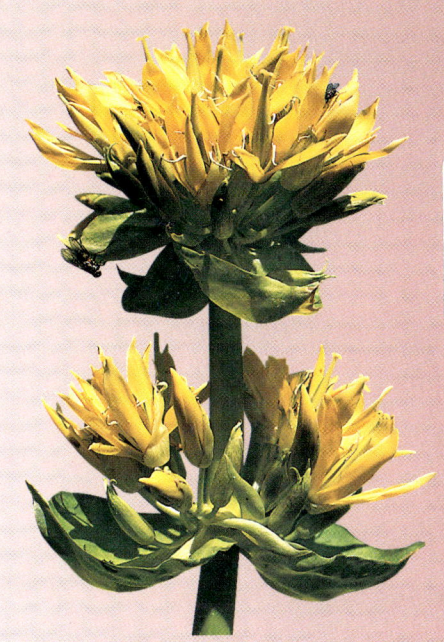

LUDWIG

Inhalt

4 Bitterstoffe – wertvoll wie eh und je

Erleichterung bei Völlegefühl, zur Regeneration der Schleimhäute und zur Entschlackung – Bitteres liegt im Trend.

6 Bitterpflanzen – altes Wissen neu entdeckt

Schon seit mehreren Jahrtausenden ist das Wissen um die Heilwirkung von Bitterstoffen überliefert.

6 Die Ursprünge der Kräuterheilkunde

11 Bitterstoffhaltige Pflanzen im Ayurveda

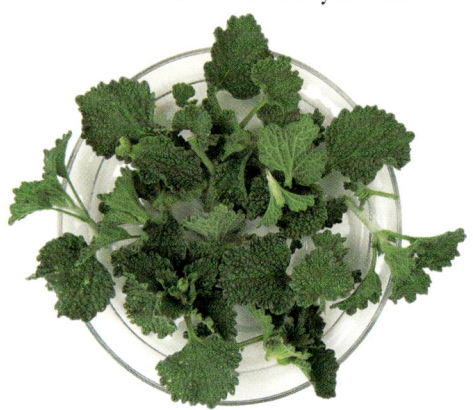

Schon seit der Antike ein beliebtes Heilmittel: Weißer Andorn.

17 Bitterstoffhaltige Kräuter in der traditionellen chinesischen Medizin

22 Hildegard von Bingens bittere Kräuterapotheke

26 Bittere Kräuter heute

Lange standen Bioaktivstoffe im Schatten von Vitaminen und Mineralstoffen. Nun hat sie die Forschung entdeckt.

26 Was sind sekundäre Pflanzenstoffe?

30 Bitterstoffe haben viele Gesichter

35 Bitterstoffe – beliebt, aber wenig erforscht

Enzianwurzeln – Grundstoff für den bekannten Schnaps.

36 Bittere Wirkstoffe für mehr Wohlbefinden

»Bitter macht Freude« – Bitterstoff- drogen helfen bei einer Vielzahl von Erkrankungen und Befindlichkeits- störungen.

39 Bitterstoffe zur Wiederher- stellung des Säure-Basen- Gleichgewichts

41 Verdauungsstörungen lindern und heilen mit Bitterstoffen

43 Bitterstoffe gegen Gallen- blasen- und Leberleiden

45 Das Immunsystem stärken mit Bitterstoffen

48 Die Vitalität steigern mit Bitterstoffen

49 Äußerliche Anwendung von Bitterstoffen

50 Bitterstoffhaltige Pflanzen von A bis Z

In diesem Kapitel erfahren Sie alles zu den »echten« Bitterkräutern und auch zu den bitterstoffhaltigen Pflanzen und Gewürzen.

51 (Weißer) Andorn

53 Beifuß

54 Benediktenkraut

55 Bitterholzgewächse

56 Bitterklee

57 Chinarinde

58 Condurango-rinde

59 Engelwurz

61 Galgant

62 Gelber Enzian

64 Hopfen

Schafgarbe wirkt appetit-anregend und blutstillend.

66 Kalmus

68 Kurkuma (Gelbwurz)

69 Löwenzahn

70 Mariendistel

71 Pomeranze

72 Schafgarbe

73 Tausend-güldenkraut

74 Wegwarte

75 Wermut

77 Sonderfälle – Amara acria

80 Weitere bitterstoffhaltige Therapeutika

86 Gesunde Küche mit Bitterstoffen

Hopfen beruhigt und fördert die Verdauung.

90 Von der Heilpflanze zum Kräutergeist

Ein Gläschen für die Gesundheit kann nicht schaden – solange es bei einem bleibt.

90 Cocktails – bitter und eisgekühlt

94 Verdauungsdrinks – selbst gemacht

95 Über dieses Buch

96 Register

Bitterstoffe – wertvoll wie eh und je

Es ist mir eine große Freude, das Vorwort zu diesem Buch zu schreiben, handelt es sich doch um ein Thema, mit dem ich mich seit mehr als 20 Jahren intensiv beschäftige. Die bitteren Pflanzeninhaltsstoffe haben im Vergleich zu anderen Pflanzengruppen ein unglaublich großes Wirkungsspektrum. Sie wirken nicht nur auf den ganzen Verdauungstrakt, auf Magen, Leber, Gallenblase, Bauchspeicheldrüse, Dünn- und Dickdarm, sondern auch auf das Herz-Kreislauf-System und den Urogenitaltrakt.

Eine schlechte Verdauung kann auch den Kreislauf belasten und damit zu einer ziemlichen Beeinträchtigung führen. Mit Bitterstoffen kann man dies sanft kurieren.

Bitteres liegt im Trend

Die bitterstoffhaltigen Kräuter, die seit mehreren tausend Jahren von Schamanen, »weisen Frauen« und Ärzten in fast allen Hochkulturen zur Heilung und Linderung unterschiedlichster Beschwerden verwendet wurden, haben auch heute nichts von ihrer Wirksamkeit eingebüßt. Im Gegenteil. Nie waren sie so wichtig wie heute. Der ansteigende Gebrauch von Magenbittern als Aperitif oder Digestif, aber auch der verschiedenen Amara- bzw. Bittertropfen aus Apotheke und Reformhaus zeugt davon. Die Menschen spüren, dass nach einer reichhaltigen Mahlzeit gerade die Bitterstoffe bei Völlegefühl Erleichterung bringen. Auch die Vorliebe für bittere Salate wie Chicorée, Endivien, Radicchio, Rucola und Löwenzahn bestätigt diesen Trend.

Schleimhauttraining durch Bitterstoffe

Es wird in unserer heutigen Zeit immer schwieriger, sich gesund und naturgemäß zu ernähren, vor allem in den Städten. Viele unserer Lebensmittel sind u. a. mit Konservierungsstoffen, Emulgatoren und Farbstoffen behandelt. In der Landwirtschaft werden Tonnen von

Pestiziden, Insektiziden und Fungiziden verwendet, bei der Fleischmast Antibiotika und Hormone. Dies alles gelangt in unser Verdauungssystem und führt über kurz oder lang zu einer Erschlaffung der Schleimhäute. Die innere Schleimhautauskleidung des Darms hat aber immerhin fast 400 Quadratmeter Oberfläche, 80 Prozent davon sind Teil unseres Immunsystems. Bei Allergien und Hauterkrankungen sollte diese Tatsache beachtet werden. Während wir unsere Haut, deren Gesamtfläche etwa sieben Quadratmeter beträgt, durch Waschen, Duschen und Bürsten aktivieren und regenerieren können, gibt es für die innere Auskleidung nicht sehr viele Möglichkeiten. Hier stehen die Bitterstoffe an erster Stelle. Sie wirken wie ein »Schleimhauttraining«, weil sie durch den bitteren Geschmack zuerst eine Zusammenziehung bewirken und anschließend wieder eine Normalisierung. Stoffwechselrückstände, Viren, Bakterien, Pilze und Parasiten können dadurch leichter ausgeschieden werden. Viele Tiere reagieren in diesem Punkt instinktiv; sie fressen auf der Weide bevorzugt bittere Kräuter, wie z. B. Schafgarbe und Löwenzahn.

Wer von vornherein darauf achten möchte, möglichst naturbelassene Nahrungsmittel zu sich zu nehmen, kann diese in Bioläden und im Reformhaus finden.

Bitterstoffe – so wichtig wie das tägliche Brot

Die heilige Hildegard von Bingen, die im 12. Jahrhundert lebte und wirkte und deren Erkenntnisse auch heute noch genauso aktuell sind wie im Hochmittelalter, hat viele Bitterpflanzen verwendet. Sie beschrieb schon damals die Wirkung dieser Pflanzen auf Verdauung, Herz-Kreislauf-System, Nieren und Harnblase. Sehr interessant ist auch, dass zur Zeit Hildegard von Bingens die Bitterstoffe noch in den damaligen Getreidesorten enthalten waren und somit das tägliche Brot zwar etwas bitter war, aber gleichzeitig die Verdauungsleistung förderte. In der chinesischen Medizin ist der bittere Geschmack dem Feuerelement und somit Herz, Dünndarm, Kreislauf und Hormonsystem zugeordnet. Auch die Freude ist Teil dieses Elements. So trifft der Satz »Bitter macht Freude« tatsächlich zu.

Ich wünsche allen Lesern viel Freude bei der Lektüre dieses Buchs.

Die bekanntesten Wirkungen von Bitterstoffen sind ihre magensaftsteigernde und ihre tonisierende (kräftigende) Allgemeinwirkung. Zusätzlich helfen sie bei Appetitstörungen.

Hannelore Fischer-Reska

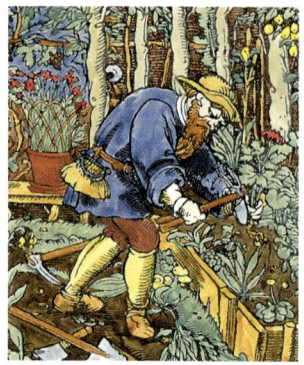

Dieser Holzschnitt aus dem 16. Jahrhundert zeigt den Anbau von Heilkräutern.

Bitterpflanzen – altes Wissen neu entdeckt

Niemand kann sagen, wo und wann genau die Menschen das erste Mal damit begannen, die in bestimmten Pflanzen enthaltenen Bitterstoffe systematisch zu Heilzwecken zu nutzen. Gut möglich, dass bereits die Jäger und Sammler der Vorzeit gezielt bitter schmeckende Gewächse suchten, um die Bekömmlichkeit ihrer nicht immer leicht verdaulichen Speisen zu fördern. Immerhin belegen zahlreiche uralte Quellen – so etwa der drei Jahrtausende alte »Rigveda«, einer der vier Hauptveden des indischen Ayurveda sowie die verschiedenen Studien von Arzt-Botanikern der Antike bis hin zu den legendären Kräuterbüchern des 15. bis 17. Jahrhunderts –, dass Hochkulturen seit mehr als 3500 Jahren auf die einzelnen bitterstoffhaltigen Kräuter ihrer heimischen Flora zurückgreifen, um wirksame Mittel zur Behandlung der unterschiedlichsten Krankheiten zur Hand zu haben. Da also viele Kräuter mit bitteren Wirkstoffen, denen wir heute in Tinkturen, Teemischungen und verschiedenen Fertigpräparaten begegnen, zu den ältesten bekannten Heilpflanzen überhaupt gehören, ist ihre Geschichte untrennbar mit den Ursprüngen der Kräuterheilkunde verknüpft.

Über Jahrtausende hinweg waren Pflanzen nahezu die einzigen Heilmittel, auf die man zurückgreifen konnte, um die unterschiedlichsten Beschwerden zu lindern und zu heilen. Dabei kam den Bitterkräutern dank ihrer Wirkungsvielfalt von Anfang an eine bedeutsame Rolle zu.

Die Ursprünge der Kräuterheilkunde

Der Gedanke, eine Wissenschaft über die Pflanzenwelt zu schaffen, um so die Gaben der Natur zur Linderung und Heilung von Krankheiten zu nutzen, ist wohl so alt wie die Menschheit selbst. Nicht zuletzt haben wir es den alten Überlieferungen des indischen Ayurveda, der traditionellen chinesischen Medizin (TCM) und der spirituellen Naturmedizin der Indianer Süd-, Mittel- und Nordamerikas zu verdanken, dass wir auch später noch in der Lage sind, die große Bedeutung zu erfassen, die der Verwendung von Heilkräutern seit jeher beigemessen wurde. Auch wenn die einzelnen Heillehren in Bezug auf ihre Anwendungsphilosophien teilweise voneinander abweichen, bestand doch bei der Einschätzung der einzelnen Kräuter und ihrer Wirkungen von Anfang an verblüffende Übereinstimmung. So wurden bitterstoffhaltige Pflanzen schon immer zur Linderung von Verdauungsstörungen eingesetzt, wie etwa die Rinde des südamerikanischen Condurangostrauchs von indianischen Schamanen, der Wurzelstock des Kalmus oder das aromatische Gewürz Kurkuma von indischen und chinesischen Heilern. Dabei stützten sie sich allein auf ihre Erfahrungen und den unmittelbaren Zugang zur Natur und deren Gesetzmäßigkeiten. All diese Kenntnisse wurden von Generation zu Generation weitergegeben und verbreiteten sich im Lauf der Jahrhunderte schließlich über die ganze Welt.

Das Fundament der modernen Kräuterheilkunde

In unseren Breitengraden begannen ab dem 16. Jahrhundert die Botaniker damit, einzelne Pflanzen – darunter auch viele Bitterkräuter, wie beispielsweise Enzian, Tausendgüldenkraut, Schafgarbe oder Wermut – genau zu beschreiben und erstmals erkennbar abzubilden. Zudem nutzten vor allem heilkundige »weise Frauen« und Mönche das vielfältige Pflanzenreich der heimischen Region als Grundlage für ihre Medizin. Sie und ihre Nachfahren waren nun verstärkt darum bemüht, das über die Jahrhunderte hinweg gesammelte Wissen über Pflanzenvorkommen und -arten, geografische und klimatische Einflüsse, Blüte- und Erntezeit, Drogen und Dosierungen, Zubereitungs- und Anwendungsweisen zu vertiefen und zu systematisieren. Auf ebendiesem überlieferten Erfahrungsschatz begründet sich die moderne Kräuterheilkunde.

Standardisierte Pflanzenstoffe in der Schulmedizin

Heute gilt es zu unterscheiden zwischen dem ganzheitlichen Ansatz der Naturheilkunde, zu der auch die Heilkräuterlehre gehört, und der Schulmedizin, die sich im Wesentlichen an den fundierten

Zwischen dem 15. und 17. Jahrhundert wurden eine ganze Reihe medizinisch-botanischer Werke verfasst, die in dieser Zeit neben der Bibel die meistverkauften Bücher waren. Vor allem für Ärzte und Apotheker waren sie wichtige Nachschlagewerke, mit denen sie geeignete Heilpflanzen zur Behandlung von Krankheiten schnell fanden.

Erkenntnissen der Naturwissenschaft orientiert und Krankheiten symptomatisch kuriert. Was die Schulmedizin betrifft, so spielen die Heilpflanzen im Vergleich zu synthetisch hergestellten Substanzen eine eher untergeordnete Rolle. Lediglich etwa 250 Pflanzen werden derzeit medizinisch genutzt. (Zum Vergleich: Der indische Ayurveda kennt rund 5000, die traditionelle chinesische Medizin sogar mehr als 6000 Pflanzen mit gesundheitsfördernden Wirkungen.) Meist sind sie als standardisierte Extrakte oder als so genannte Reinstoffpräparate in der Apotheke erhältlich und werden gezielt zur Behandlung von bestimmten Krankheitssymptomen verordnet. Dazu gehören auch bitterstoffhaltige Phytopharmaka, die als Mono- oder Kombinationspräparate in Pulver-, Tinktur- oder Tropfenform insbesondere bei Störungen des Verdauungstrakts verordnet werden, allen voran die bitteren Wirkstoffe der Gelben Enzianwurzel, der Chinarinde, der Pomeranzenschale, des Tausendgülden-, Benedikten- oder Wermutkrauts.

In Apotheken und Reformhäusern sind Bitterkräuterelixiere erhältlich, in denen bis zu 18 Bitterkräuter miteinander kombiniert sind. Dementsprechend ist ihr Anwendungsspektrum ausgesprochen breit gefächert, und die Elixiere helfen bei den unterschiedlichsten Beschwerden.

Breit gefächertes Anwendungsspektrum

In Wahrheit ist das Anwendungsspektrum vieler bitterstoffhaltiger Pflanzen wesentlich umfangreicher – ein Aspekt, der bislang von der Schulmedizin (und der Pharmaindustrie) weitgehend außer Acht gelassen wurde. Doch dank ihrer basischen, stärkenden und abwehrsteigernden Eigenschaften – um hier nur die wichtigsten zu erwähnen – eignen sich viele Pflanzen mit Bitterstoffen zur sanften Entsäuerung und Entschlackung des Körpers sowie zur Linderung von Erschöpfungs- und Schwächezuständen oder auch zur Stärkung des körpereigenen Immunsystems.

Wenn Ihnen hier aufgeführte Bitterstoffpflanzen unbekannt sind: Die Steckbriefe aller Pflanzen finden Sie ab Seite 50.

Was zählt, ist der wissenschaftliche Beweis

Man kommt nicht umhin festzustellen, dass bittere Kräuter gerade im vergangenen Jahrhundert ihre Rolle als Universalmittel eingebüßt haben. Während das Wissen um die heilenden Wirkungen von bitterstoffhaltigen Pflanzen jahrhundertelang zum Allgemeingut gehörte – man denke nur an die Tinctura amara (siehe dazu Seite 30), die im

Mittelalter Bestandteil jeder Hausapotheke war –, so stehen die bitter schmeckenden Drogen von Enzian und Co. heute eher im Schatten von so beliebten Heilpflanzen wie der Kamille oder der Pfefferminze. Dies mag damit zu tun haben, dass in Bezug auf die Bitterstoffe nach wie vor wichtige differenzierte, schulmedizinisch anerkannte phytopharmazeutische Befunde ausstehen – denn was die einzelnen chemotherapeutischen Wirkungen der bitterstoffhaltigen Kräuter betrifft, so befindet sich die Forschung erst am Anfang. Doch solange die verschiedenen Wirkungsweisen und damit die therapeutische Breite der einzelnen Bitterstoffe noch nicht wissenschaftlich fundiert sind, kommen sie – so schreibt es das deutsche Arzneimittelgesetz vor – als Therapeutikum offiziell nur dort in Betracht, wo ihre medizinische Bedeutung zweifelsfrei erwiesen werden konnte.

Eine Ausnahme bildet dabei übrigens der Hopfen, dem wegen seines aromatischen Geschmacks und seiner konservierenden Eigenschaften eine Schlüsselstellung bei der Bierbrauerei zukommt: Vor dem Hintergrund, die Bitterstoffausbeute des Hopfens während des Brauprozesses zu optimieren, drängte es die Wissenschaftler, möglichst umfassende Informationen über die chemische Struktur und spezifische Wirkungsweise der beiden bitteren Hauptwirkstoffe des Hopfens, Humulon und Lupulon, zu erhalten.

Individuelle Geschmackssache

Nicht nur das Kräuterwissen, auch unsere Geschmacksvorlieben haben sich geändert. Anders als in China oder Indien, wo der bittere Geschmack traditionell als erfrischend, anregend, wärmend und aromatisch empfunden wird, ist in unserer Ernährung Bitteres rar geworden. Lediglich die Bitterstoffe in zweifelhaften Genussmitteln wie Kaffee oder Bier empfinden viele von uns noch als wohlschmeckend. Ansonsten können sich heutzutage nur wenige für bitter schmeckende Getränke, Speisen oder Kräuter begeistern. Die Ernährungs- und Landwirtschaftsindustrie tragen dieser Tendenz Rechnung: So wurden in den vergangenen Jahrzehnten für den Anbau von bitterstoffhaltigen Getreiden, Salaten, Gemüse- und Obstsorten hochkomplizierte

Nicht nur Kinder, sondern auch Erwachsene bevorzugen den süßen Geschmack vor allen anderen Geschmacksrichtungen. Viele Süßspeisen enthalten aber sehr viel mehr Kalorien als bittere Nahrungsmittel – auch eine Tatsache, die bedacht werden sollte.

Kenner schätzen nicht nur das intensive Aroma, sondern auch die nährstoff- und bitterstoffreichen Substanzen der so genannten Urgetreide Hirse, Quinoa und Amarant, die sich für die Zubereitung von herzhaften und süßen Gerichten eignen. Vor allem die kleinen goldgelben Samen des Quinoa aus Südamerika sind reich an Bitterstoffen.

Verfahren entwickelt, um die für den bitteren Geschmack verantwortlichen Substanzen zu mildern oder systematisch wegzuzüchten. Grapefruits, Chicorée, Rosenkohl, Radicchio oder Artischocken schmecken z. B. heute wesentlich weniger bitter als noch vor einigen Jahren.

Die Medizin setzt auf bioaktive Pflanzenwirkstoffe

Aus medizinischer Sicht ist diese Entwicklung mehr als problematisch – zumal man sich an den bitteren Geschmack sehr schnell gewöhnt. Denn Nahrungsmittel, die als natürliche Quelle von bioaktiven Bitterstoffen für unser Wohlbefinden eigentlich wertvolle Dienste leisten könnten, haben auf diese Weise einen Teil ihrer gesundheitsfördernden Eigenschaften eingebüßt. Immerhin beschäftigt sich die Ernährungswissenschaft in jüngster Zeit intensiv mit den Heilwirkungen von Nahrungs- und Kräuterinhaltsstoffen, den so genannten sekundären Pflanzenstoffen. Auf dieses Thema wird später nochmals eingegangen werden (siehe Seite 26ff.). Vorab sei gesagt, dass wohl schon in absehbarer Zeit das jahrhundertealte Wissen um die facettenreiche Wirkung der Bitterstoffe für den Organismus durch chemische und pharmakologische Analysen wissenschaftlich untermauert werden kann. Und wer weiß, vielleicht mögen wir ja dann auch wieder Bitteres.

Die asiatische Tradition bitterstoffhaltiger Kräuter

In Indien und China wird traditionell großer Wert auf eine gesunde Ernährung gelegt, sie ist sogar ein besonders wichtiger Teil der ayurvedischen bzw. chinesischen Gesundheitslehre. Bezeichnenderweise spielen in beiden Heilkünsten bitter schmeckende Substanzen, Kräuter und Nahrungsmittel seit jeher eine wichtige Rolle.

Doch um zu verstehen, warum und wie Geschmacksrichtungen ein Kriterium für den therapeutischen Nutzen eines Heilkrauts sein können, muss man sich zunächst mit den Grundkonzepten vertraut machen, die den beiden Heilweisen zugrunde liegen und die sich vom abendländischen medizinischen Denken in vielen Punkten fundamental unterscheiden.

Bitterstoffhaltige Pflanzen im Ayurveda

Neben der traditionellen chinesischen Medizin (TCM) gehört der indische Ayurveda zu den ältesten überlieferten Gesundheitslehren. Für beide ist der ganzheitliche Ansatz charakteristisch, wobei sowohl der indische Ayurveda als auch die TCM viele ähnliche Maßnahmen kennen, die das harmonische Zusammenspiel von Körper, Geist und Seele fördern und gezielt zur Krankheitsvorbeugung oder -therapie eingesetzt werden. Dazu gehört vor allem die Kräuterheilkunde, auf die sich im Wesentlichen die Medikamenten- und Ernährungslehre beider Heilweisen stützt. Die Bitterpflanzen wurden dabei immer schon als wertvolle Quelle für Heilsubstanzen angesehen.

Wörtlich aus dem Sanskrit übersetzt, bedeutet »Ayurveda« Wissen vom langen und gesunden Leben. Als medizinischer Zweig gehört diese uralte indische Heillehre zu den 27 Wissenschaften der altindischen vedischen Literatur. Die »Veden«, die schriftlichen Hauptwerke des Hinduismus, entstanden etwa 1500 bis 3000 Jahre vor der Zeitenwende.

Die Tri-Dosha-Lehre und die fünf Elemente

Es gehört zu den Grundprinzipien der ayurvedischen Medizin, zur Behandlung von Krankheiten ausschließlich Arzneien einzusetzen, deren Eigenschaften genau auf die individuelle Konstitution des Betroffenen abgestimmt sind. Grundlage der Ayurvedalehre ist die

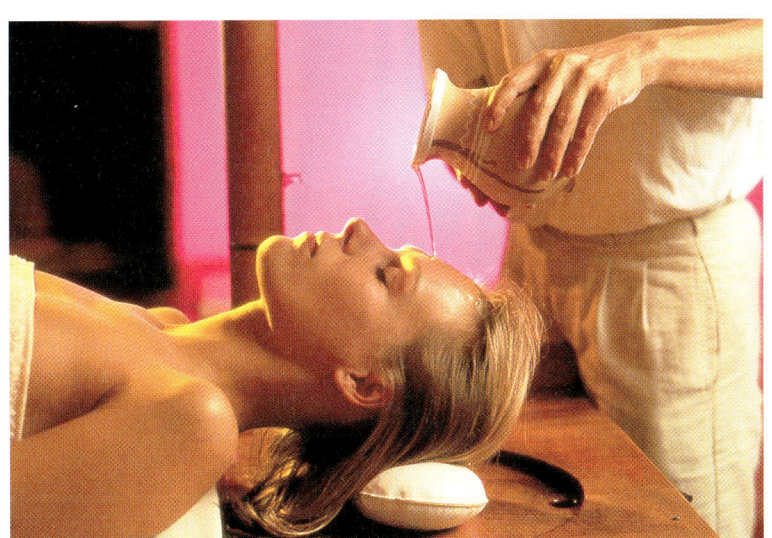

Der Stirnguss – Krönung einer ayurvedischen Sesamölmassage.

11

Lehre von den drei Körpersäften (Doshas) Vata, Pitta und Kapha, die wiederum in Verbindung mit den fünf Naturelementen Feuer, Erde, Wasser, Luft und Äther (Raum) stehen. Diese drei Körpersäfte kontrollieren alle körperlich-geistigen Vorgänge, wobei jeder Mensch eine unterschiedliche Gewichtung der Doshas in sich trägt, die sein Wesen und seine Individualität von Geburt an bestimmt. Die Doshas sind in jeder Körperzelle vorhanden – und ebenso stark wirken sie auf die Psyche. So gesehen ist jedes Individuum durch seine ganz spezielle Kombination aus diesen drei Doshas charakterisiert. Diese bestimmt über seine Stärken und Schwächen, seine Krankheitsanfälligkeit sowie seine spezifischen Reaktionen, z. B. auf klimatische Einflüsse, Sinneseindrücke, Behandlungsmethoden und Medikamente.

Als Schöpfer des indischen Ayurveda gilt der indische Gott Brahma. Er verfasste die klassischen ayurvedischen Regeln, die besagen, wie die Menschen im Einklang mit dem Kosmos leben sollten. Denn nach indischer Vorstellung können Menschen nur dann gesund und glücklich sein, wenn sie im Einklang und in Harmonie mit der Welt leben.

Krankheit bedeutet Dosha-Störung

Krankheit ist gemäß der ayurvedischen Lehre immer Ausdruck einer Dosha-Störung, wobei ein oder zwei Doshas stark über- oder unterrepräsentiert sein können. Ziel ist es, die aus dem Lot geratene Dosha-Balance zu harmonisieren. Um diesen Idealzustand wiederherzustellen, stützt sich die ayurvedische Medizin auf vier Faktoren:

▶ Ausreichend Schlaf und Ruhe
▶ Eine das individuelle Dosha-Gleichgewicht fördernde Ernährung
▶ Pharmazeutische Eigenschaften natürlicher Substanzen, wie sie in den verschiedenen Heilkräutern enthalten sind
▶ Spezielle Reinigungskuren (Pancha Karma), z. B. Schwitzkuren oder Darmeinläufe, zur Ausscheidung von Stoffwechselschlacken, die sich im Körper durch falsche Lebensweise angesammelt haben

Rasa – viel mehr als nur eine Geschmacksrichtung

Was die Wahl des richtigen Arzneimittels betrifft, so gibt es im Ayurveda einige Klassifikationsmethoden, mit denen die einzelnen Substanzen der Mittel erfasst und zur Behandlung der jeweiligen Krankheiten eingesetzt werden. Herausragende Bedeutung misst der Ayurveda dem Geschmack (Rasa) eines jeweiligen Mittels bei. Aus

Doshas, Rasas und Elemente

Bitter, scharf, süß, sauer, salzig und zusammenziehend (adstringierend) – das sind die sechs Geschmacksrichtungen, auf die sich der Ayurveda konzentriert. Da auch sie den Elementen zugeordnet werden, ergibt sich folgende Beziehung von Rasas, Elementen und Doshas, wobei hier nur diejenigen Doshas aufgeführt sind, die durch den Rasa gestärkt werden:

Rasa	Element	Dosha
Bitter	Luft und Äther	Vata
Zusammenziehend	Erde und Luft	Vata
Süß	Wasser und Erde	Kapha
Sauer	Feuer und Wasser	Pitta/Kapha
Salzig	Feuer und Erde	Pitta/Kapha
Scharf	Feuer und Luft	Vata/Pitta

ayurvedischer Sicht hat er als charakteristische Eigenschaft einer Pflanze (oder eines Nahrungsmittels bzw. Minerals) einen unmittelbaren Einfluss auf die Doshas. Er kann auf ein Dosha verstärkend oder vermindernd wirken. Bitter schmeckende Heilmittel steigern z. B. Vata, wirken sich jedoch vermindernd auf Pitta und Kapha aus. In richtiger Dosierung eingenommen, vermag bitterer Rasa also ein dominantes Pitta (und/oder Kapha) und ein geschwächtes Vata wieder in ein harmonisches Gleichgewicht zu bringen. Folglich umfasst der Begriff »Rasa« viel mehr als nur eine bestimmte Geschmacksrichtung: Als ganzheitlicher Sinneseindruck, der aufgrund einer bestimmten Empfindung durch die Zunge identifiziert wird, entfaltet er seine Wirkung im gesamten Organismus.

Die ganzheitliche Wirkung bitterstoffhaltiger Kräuter

Als Vertreter einer der Hauptgeschmacksrichtungen spielen herb bzw. bitter schmeckende Kräuter im indischen Ayurveda also seit jeher eine wichtige Rolle. Hinzu kommt, dass einige bitterstoffhaltige

Neben dem Geschmack legen ayurvedische Mediziner bei der Wahl des richtigen Arzneimittels ihr besonderes Augenmerk auf die Intensität der Wirkung. Dabei ist die milde, mittlere oder starke Wirkkraft ein wichtiger Faktor bei der Bestimmung der Dosierung.

Pflanzen nicht als direkt bitter, sondern als scharf oder zusammenziehend eingestuft werden, so z. B. Kurkuma (Gelbwurz), wodurch sich ihr Anwendungsspektrum noch einmal erweitert. Generell gilt: Jede Geschmacksrichtung hat ihre spezifische therapeutische Wirkung, und zwar unabhängig davon, welche weiteren Inhaltsstoffe neben den Substanzen, die für den Geschmack verantwortlich sind, in einer Pflanze enthalten sind. Dem bitteren Geschmack schreibt der Ayurveda reinigende bzw. entgiftende und tonisierende Eigenschaften zu; so wirken Bitterstoffe z. B. blutreinigend, aber auch verdauungsfördernd und – in Maßen eingenommen – belebend.

Insgesamt unterscheidet der Ayurveda sieben Stufen des Ungleichgewichts der Doshas. Bleibt das Ungleichgewicht über längere Zeit bestehen, kommt es zu einem Verlust der inneren Balance, was wiederum akute und schließlich sogar chronische Krankheiten zur Folge hat.

Weder zu wenig noch zu viel

Werden dem Organismus zu wenig Bitterstoffe zugeführt, sammeln sich im Körper zu viele Toxine (Giftstoffe) und Stoffwechselschlacken an. Außerdem erhöht sich die Neigung zu Verdauungsstörungen, vor allem zu Verstopfung. Schließlich verwendet der Ayurveda bitterstoffhaltige Kräuter, um das Denkvermögen zu verbessern und Gehirn und Nerven zu stärken. Um nur ein Beispiel zu nennen: Dem in Süd- und Ostindien beheimateten Kalmus, einer der ältesten bekannten Pflanzen mit Bitterstoffen, wird im Ayurveda die Eigenschaft zugeschrieben, das Gedächtnis und die Konzentration zu steigern. Außerdem vermag er die Sensibilität zu stärken. In zu großen Mengen genossen, kann die bittere Geschmacksrichtung jedoch – wie alle anderen auch – für den Organismus schädlich sein: Seine belebende Wirkung kann – so die ayurvedische Lehre – zur geistigen und körperlichen Erschöpfung führen, da Energiereserven zu schnell aufgebraucht werden. Hinzu kommt, dass die abführende Wirkung mancher bitter schmeckenden Pflanzen, wie Aloe vera oder Chinesischer Rhabarber, wegen ihres Anthrachinongehalts möglicherweise Darmentzündungen hervorruft. Praktisch kommt eine Überdosierung mit Bitterem jedoch kaum vor, da die Intensität des bitteren Geschmacks sozusagen als Regulativ wirkt: Zu viel Bitteres schmeckt einfach nicht. Anders verhält es sich übrigens mit seinem Gegenspieler: Auf Süßes haben viele Menschen immer Appetit.

Reine und milde Formen

Besonderes Augenmerk richtet der Ayurveda auch auf die Intensität der jeweiligen Geschmacksrichtung, wobei die Regel lautet: Je reiner und je intensiver der Geschmack, desto stärker die Wirkung – ein Aspekt, der vor allem bei der angemessenen Dosierung eine Rolle spielt. Ayurvedische Mediziner greifen zur Behandlung von leichteren akuten Beschwerden in der Regel erst einmal auf milder wirkende Bitterstoffe zurück, so beispielsweise auf die von Kurkuma (Gelbwurz). Bei besonders ausgeprägten bzw. chronischen Krankheitserscheinungen oder bei Therapien, die gezielt zur Regulation von überschüssigem Pitta und/oder Kapha eingesetzt werden, kommen jedoch auch reine, stark wirkende Pflanzen zur Anwendung, wie z.B. die bitterstoffhaltigen Pflanzen Aloe vera, Chinesischer Rhabarber oder auch Niembaum.

Harmonisierung von Körper und Geist

Dank ihrer vermindernden bzw. stimulierenden Wirkung auf die Doshas hat sich der Ayurveda bitterstoffhaltige Pflanzen zur Behandlung der unterschiedlichsten Krankheiten zunutze gemacht. So kann ein und dieselbe Heilpflanze durchaus verschiedene Beschwerden lindern, die – nach schulmedizinischem Verständnis – vordergründig nichts miteinander zu tun haben. Und das, weil sie nicht in erster Linie gegen die Symptome, sondern zur Harmonisierung der Doshas und damit ganzheitlich eingesetzt werden.

Ein gutes Beispiel ist das von alters her bekannte Ingwergewächs Kurkuma, das neben seinem hohen Anteil an Bitterstoffen u. a. auch ätherische Öle (Tumeron, Borneol und Cineol) sowie den gelben Farbstoff Kurkumin enthält. Der Ayurveda nutzt Kurkuma ebenso als Gewürz wie als Heilpflanze, die wegen ihrer antibiotischen und blutreinigenden Eigenschaften traditionell zur Förderung des Heilungsprozesses von Wunden eingesetzt wird. Darüber hinaus haben sich Kurkumakuren bei Stoffwechselerkrankungen sowie zur Linderung von chronischem Husten und Asthma bronchiale bewährt. Empfoh-

Als Gegenspieler des süßen Geschmacks hat die bittere Geschmacksrichtung auch auf übermäßiges Verlangen nach Süßem eine ausgleichende Wirkung. Zudem fördert bittere bzw. scharfe Geschmacksrichtung die Verdauung von Süßem, weshalb im Ayurveda Süßigkeiten fast immer mit Gewürzen zubereitet werden.

len werden auch regelmäßige Anwendungen von Kurkumapulver zur äußeren Reinigung und Pflege insbesondere der fettigen Gesichtshaut. (Auf Kurkuma wird zu einem späteren Zeitpunkt noch einmal eingegangen werden, siehe Seite 68f.) Die Anwendungsgebiete für Kurkuma beschränken sich hierzulande allerdings weitgehend auf Verdauungsbeschwerden, die auf eine verminderte Gallenproduktion zurückzuführen sind.

Ein weiteres typisches ayurvedisches Bittertherapeutikum ist Kalongi bzw. Schwarzkümmel (Nigella sativa), der in der ayurvedischen Frauenheilkunde eine wichtige Rolle spielt.

Niembaum – vielfältige Heilwirkungen

Viele Gewächse mit Bitterstoffen, die im Ayurveda zu medizinischen Zwecken eingesetzt werden, sind der Heillehre seit ihren Ursprüngen bekannt. Dazu gehört beispielsweise der Niembaum, der auch Indischer Flieder, Neem oder Zedrachbaum genannt wird und der wegen seiner bitteren, kühlenden, scharfen und belebenden Eigenschaften ein klassisches ayurvedisches Bittertonikum ist. Seine Bitterwirkstoffe (u. a. Nimbin und Nimbidin) aus Blüten, Samen, Rinde und Blättern helfen bei der Behandlung der verschiedensten Erkrankungen. So schätzt der Ayurveda den Niembaum als blutreinigendes, das Immunsystem stärkendes, geburteinleitendes, schmerzstillendes oder fiebersenkendes Mittel, aber auch als Arznei gegen Haut- und Leberleiden. Selbst zur Zahnpflege verwenden in Indien Millionen Menschen täglich Niemzweige, da die Bestandteile der Rinde antiseptisch wirken und Karies sowie Zahnfleischentzündungen vorbeugen.

Auch hierzulande erfreuen sich die Drogen des Niembaums zunehmender Beliebtheit und werden als Pulver, Aromaöl und als Bestandteil von Zahnpasten angeboten.

Die Kombination der Geschmacksrichtungen

Die Mischung macht's: Um verschiedene therapeutische Wirkungen zu erzielen, werden die Geschmacksrichtungen oft miteinander kombiniert. Der scharfe Geschmack von Ingwer oder Kardamom in Verbindung mit dem bitteren Aroma von Kurkuma wirkt beispielsweise energiespendend, austrocknend und reinigend zugleich.

Bitterstoffhaltige Kräuter in der traditionellen chinesischen Medizin

Auch die traditionelle chinesische Medizin (TCM) definiert Krankheit als einen Prozess, dem ein gestörtes Gleichgewicht der Lebensenergie zugrunde liegt. Klimatische, seelische und konstitutionelle Faktoren können ebenso eine Disharmonie bewirken wie eine falsche Lebensweise oder ungesunde Ernährung. Die TCM kennt jedoch viele natürliche Heilmaßnahmen, um die Vitalkraft zu harmonisieren und Körper, Geist und Seele wieder in Gleichklang zu bringen.

Das Grundkonzept der TCM

Aus chinesischer Sicht liegt Qi, die Lebensenergie, der Entstehung und Aufrechterhaltung aller Funktionen des menschlichen Organismus zugrunde. (Genau genommen bedeutet Qi jedoch noch viel mehr als nur Lebensenergie.) Diese Energie ist im Idealfall ständig im Fluss und strömt ungehindert durch die Meridiane und Gefäße, die Leitbahnen des Qi. Wird dieser Energiestrom gestört oder blockiert, wird der Mensch krank.

Der Einfluss des Daoismus

Die Vorstellung von der Existenz und dem Fließgleichgewicht des Qi basiert auf einem naturphilosophischen Weltbild daoistischer Prägung, wonach der Mensch Teil einer umfassenden kosmischen Ordnung ist, in der selbst die kleinsten Teile miteinander in Zusammenhang stehen und sich gegenseitig beeinflussen. Danach wirkt hinter allen Daseinsformen und Sinnzusammenhängen das große Ganze (Dao, Tao = »Weg«, aber auch »Ordnung der Natur«), aus dem die Welt entstanden ist und in das alle Dinge wieder zurückkehren. Kernstück dieser Anschauung ist das Yin-Yang-Prinzip: Zwischen diesen beiden polaren Kräften erzeugt das Dao ein Spannungsfeld, das schließlich die Lebensenergie Qi hervorbringt.

Die traditionelle chinesische Medizin steht in Verbindung mit einem naturphilosophischen Weltbild und ist eine außerordentlich komplexe Heillehre. Daher wird im Folgenden nur kurz auf die »Eckpfeiler« dieser Heilkunst eingegangen, wie auf den Qi-Fluss, auf Yin und Yang, Innen und Außen, Wärme und Kälte, Fülle und Leere und vor allem auf die Fünf-Elemente-Lehre.

Die polaren Kräfte Yin und Yang

Yin verkörpert das weibliche, passive Prinzip. Ihm werden u. a. Erde, Nacht, Mond, dunkel, unten, negativ, kühl oder kalt und Norden zugeordnet. Yang steht für das männliche, aktive Prinzip. Ihm entsprechen u. a. der Himmel, Tag, Sonne, hell, oben, positiv, warm oder heiß und Süden.

Nicht nur für die chinesische Weltanschauung, sondern auch für die chinesische Medizin sind die Theorie der Wandlungsphasen und die Yin-Yang-Lehre von entscheidender Bedeutung. Danach sind alle Phänomene und Gesetzmäßigkeiten des Universums – ebenso wie die des menschlichen Körpers – auf die Dynamik dieser beiden gegensätzlichen Pole zurückzuführen. In diesem Sinn ergeben Yin und Yang zusammen ein Ganzes, wobei sie fließend ineinander übergehen und eins im anderen vorhanden ist. Beide stehen in enger Wechselbeziehung zueinander, sie schaffen und kontrollieren einander und verwandeln sich ineinander – niemals wird es ein reines Yin oder ein reines Yang geben. Auf die einzelnen Körperbestandteile und -funktionen bezogen, entspricht beispielsweise die Vorderseite des Körpers Yin, die Rückseite Yang. Yin-Organe sind Haut, Knochen, alle Vollorgane und inneren Körperhöhlen. Sehnen und Knorpel, sämtliche Hohlorgane und äußere Körperteile werden als Yang-Organe bezeichnet. Normalerweise befinden sich die beiden Kräfte in einem natürlichen Fließgleichgewicht – außer im Krankheitsfall: Dann liegt eine Störung vor.

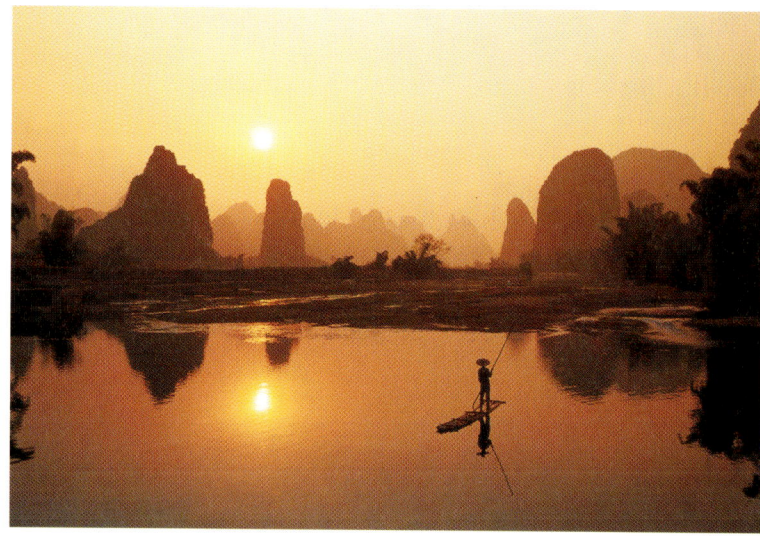

Der Mensch in Harmonie mit seiner Umwelt: Die chinesische Philosophie ist stark durch Naturphänomene geprägt worden.

Wenn das Fließgleichgewicht aus dem Lot geraten ist

Ist eine der beiden Kräfte vermindert oder aber im Übermaß vorhanden, ist die Yin-Yang-Harmonie gestört – ein Zustand, der sich auch auf die Qualität des Qi-Flusses auswirkt und über kurz oder lang eine Krankheit zur Folge hat. Das Ziel jeder Heilbehandlung ist daher, Energieblockaden aufzulösen und die Harmonie zwischen den Yin- und Yang-Aspekten wiederherzustellen. Akupunktur, Moxibustion und Akupressur, Techniken, die direkt die Meridiane und die mit diesen in Zusammenhang stehenden Organe beeinflussen, aber auch Qi Gong, Tuina-Massage, Heilbaden, körperliche Bewegung und eine gesunde Ernährung tragen dazu bei, dass das Qi (wieder) ungestört in den Leitbahnen fließen kann. Das Herzstück der traditionellen chinesischen Medizin aber bilden die Heilkräuter und Nahrungsmittel: Davon ausgehend, dass pflanzliche Arzneien oder eine gezielte Ernährung für ein energetisches Gleichgewicht sorgen und die Yin-Yang-Kräfte harmonisieren, richten chinesische Mediziner ihr Augenmerk vor allem auf die Heilpflanze oder die Nahrungsmittelgruppe, die der individuellen Konstitution des Patienten bzw. seiner energetischen Störung am ehesten entspricht.

Das Element Feuer und der bittere Geschmack

Ebenso wie für den indischen Ayurveda sind auch für die TCM die Geschmacksrichtung einer Heilpflanze und ihr Bezug zur Fünf-Elemente-Lehre wichtige Kriterien zur Beurteilung ihres gesundheitlichen Nutzens. Allerdings ordnet die TCM das Bittere nicht wie der Ayurveda den Elementen Luft und Äther zu, sondern dem des Feuers. Außerdem wird in der TCM jeder Heilsubstanz eine besondere Wirkung auf eine oder mehrere Leitbahnen zugeschrieben. Bittere Pflanzen sprechen z. B. insbesondere den Funktionskreis des Herzmeridians (Yin) und des Dünndarmmeridians (Yang) an, beide Meridiane werden ebenfalls traditionell dem Element Feuer zugeordnet. Weitere Zuordnungen sind der Sommer, die Farbe Rot und das Gefühl Freude. Die thermische Wirkung ist Hitze.

Bei der Moxibustion (auch Moxabustion genannt), einer aus der ostasiatischen Medizin übernommenen Heilmethode, werden auf den Akupunkturnadeln kleine Kegel aus getrockneten Beifußblättern abgebrannt. Dieser zusätzliche Reiz (aus Wärme und Pflanzenheilkraft) soll die körpereigene Abwehr stärken.

Wichtige bitterstoffhaltige Pflanzen in der TCM

Die traditionelle chinesische Medizin kennt eine ganze Reihe von bitterstoffhaltigen Pflanzen, auf die sie seit jeher zur Behandlung der unterschiedlichsten Krankheiten zurückgreift. Dazu gehören u. a. Galgant, Kurkuma, Chinesischer Engelwurz, Enzian, Bockshornklee und auch der in China wild wachsende Löwenzahn, der mit unserem heimischen Gewächs eng verwandt ist.

Letztlich stehen jedoch weniger einzelne Kräuter im Vordergrund, sondern Kombinationen aus verschiedenen Heilpflanzen, die sich bei bestimmten energetischen Disharmoniemustern besonders bewährt haben – Gleiches gilt für die Nahrungsmittel.

Yin-Kräuter haben die Eigenschaft, das energetische System des Organismus zu kühlen und zu verlangsamen sowie die lebenswichtigen Organe zu beruhigen. Hinzu kommen Yin- und Yang-ausgleichende Kräuter, die als neutral bezeichnet werden.

Die Yin-Kräuter Löwenzahn, Enzian und Kurkuma

Generell schreibt die traditionelle chinesische Medizin Bitterstoffen die Eigenschaft zu, entzündungshemmend, austrocknend und dämpfend zu sein. Da ihre Leitbahnwirkung absteigend ist, vermögen sie z. B. Hitze im Körper nach unten über die Ausscheidungsorgane, vor allem über den Urin, abzuleiten. So gesehen haben viele bitterstoffhaltige Kräuter eine kühlende Wirkung und lindern heiße Yang-Zustände – so etwa der Löwenzahn, der in der TCM als Yin-Heilkraut eingestuft wird und der sich durch seine blutreinigende Wirkung auszeichnet. Zudem hat er sich bei Entzündungen von Leber und Gallenblase, die beide Yang-Organe sind, bewährt. Diese Heilwirkungen bedeuten in der TCM, dass er innere Hitze beseitigen kann. In Geschmack und Energie als »sehr bitter« und »sehr kalt« bewertet, ist der Enzian ein stark wirkendes Heilkraut bei Gelbsucht und anderen Lebererkrankungen sowie bei Gallenblasenentzündungen: Enzian kühlt die Yang-Leber bzw. Yang-Gallenblase und beseitigt innere Hitze. Ein weiteres bitterstoffhaltiges Kraut mit Yin-Tendenz ist der Kurkuma (Gelbwurz), der beispielsweise zur Behandlung von Verstopfung (in der TCM als heißer Yang-Zustand beschrieben) eingesetzt wird, da er die Verdauungskraft unterstützt und auf diese Weise Körper und Geist entschlackt.

Die Yang-Kräuter Engelwurz, Kardamom und Ingwer

Es gibt aber auch bitterstoffhaltige Yang-Kräuter, die bei kalten Yin-Beschwerden zur Anwendung kommen. So wird etwa die Yang-Droge der Chinesischen Engelwurz, die sich u. a. durch eine belebende Wirkung auszeichnet, zur Stärkung des Immunsystems oder zur Therapie von Erschöpfung oder chronischer Müdigkeit (kalte Yin-Symptome) herangezogen. Ebenso gilt der Kardamom als Yang-Heilkraut. Seine wärmende Energie belebt die als Yin-Organe eingestuften Nieren, weshalb er nicht zuletzt ein gute Arznei zur Regulierung bei übermäßigem Harndrang ist. Dank seiner wärmenden Energie schätzt die traditionelle chinesische Medizin die Ingwerwurzel, die in China den Stellenwert eines Universalheilmittels hat, als gutes Herztonikum. Doch auch bei Kälte und Schmerzen im Bauch, also etwa zur Behandlung von Magengeschwüren, Magenverstimmung, Reizungen, Übelkeit oder Reisekrankheit, wird diese Heildroge erfolgreich eingesetzt. In der chinesischen Heilkräuterkunde spricht man Yang-Kräutern die Fähigkeit zu, das energetische System des Organismus zu erwärmen, die Stoffwechselprozesse zu aktivieren und die lebenswichtigen Organe zu stimulieren.

Engelwurz, ein Amarum aromaticum, macht – über einen längeren Zeitraum eingenommen – lichtempfindlich. Daher sollte man während der Einnahmezeit auf Höhensonnen- und Solarienbestrahlung verzichten.

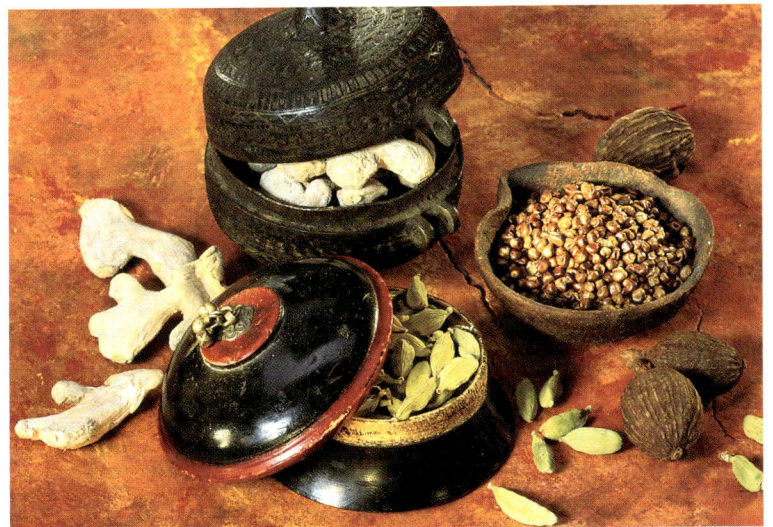

In China und Indien werden zum Teil die gleichen pflanzlichen Heilmittel gebraucht. Hier sieht man heilkräftige Gewürze des Ayurveda: Ingwer (links oben), zwei Arten von Kardamom (im Vordergrund) und Ajwan (rechts oben in der Schale).

21

Hildegard von Bingens bittere Kräuterapotheke

Auch wenn durchaus Berührungspunkte zwischen dem Ayurveda, der TCM und der Klostermedizin Hildegard von Bingens bestehen, so handelt es sich doch um eigenständige und in sich geschlossene Heilweisen, die auf völlig unterschiedlichen Weltanschauungen begründet sind. Was die Äbtissin Hildegard von Bingen (1098–1179) betrifft, so war sie der Überzeugung, dass es letztlich nur ein Heilmittel gibt: den Glauben. Gleichwohl gilt sie als Begründerin der ersten Naturheilkunde Deutschlands: Von dem Bedürfnis geleitet, den gleichermaßen geheimnisvollen wie komplexen Zusammenhängen von Natur und Mensch auf die Spur zu kommen, machte sie sich mit 43 Jahren daran, zwei medizinische Werke zu verfassen, die als die ältesten naturwissenschaftlichen Dokumente gelten und hierzulande wegweisend für die künftige Gesundheitspflege waren: »Causae et Curae« (»Das Heilwissen von den Ursachen und der Behandlung von Krankheiten«) und »Physica« (»Die Heilkraft der Natur«).

Gemäß des ganzheitlichen Ansatzes bezog Hildegard von Bingen bei der Therapie immer auch die Gesetzmäßigkeiten der Umwelt sowie die individuellen Aspekte des Einzelnen mit ein. Folgerichtig ging es ihr nicht nur darum, den Körper zu stärken, sondern auch die Seele zu harmonisieren und den Geist mit neuen Impulsen zu beleben.

Hildegard von Bingens »Physica«

Die »Physica« umfasst neun Bücher mit 513 meist detaillierten Beschreibungen von Pflanzen, Tieren, Edelsteinen und Metallen. Dabei griff Hildegard von Bingen für ihre Drogenbeschreibungen nicht nur auf medizinisch-botanische Schriften der Antike oder auf volksmedizinische Überlieferungen zurück, sondern sie schöpfte vor allem aus ihren eigenen Erfahrungen im Umgang mit den Heildrogen. Manche ihrer Betrachtungen, in die auch ihre mystische Weltsicht eingegangen ist, erscheinen uns heute eigentümlich und spekulativ. Doch weist die Hildegard-Forschung zu Recht darauf hin, dass viele ihrer Angaben zu den verschiedenen Pflanzen und deren Wirkungsweisen inzwischen wissenschaftlich untermauert werden konnten, so z. B., dass Bitterstoffdrogen tatsächlich in der Lage sind, die Speichel-, Magensaft- und Gallensekretion günstig zu beeinflussen.

Mariendistel gegen stechende Schmerzen

Geradezu spektakulär sind die Erkenntnisse, die man über die Heilwirkungen der bitterstoffhaltigen Mariendistel gewonnen hat – einer Pflanze, die von Hildegard von Bingen schon vor über 800 Jahren als ausgezeichnetes Therapeutikum gegen vielerlei Beschwerden ausgewiesen wurde. So schrieb sie der Mariendistel u. a. die Fähigkeit zu, »Stechen im Herzen und in anderen Organen des Körpers« zu lindern. Sie verwendete das Heilkraut bei stechenden Schmerzen im Herz, bei Leberleiden oder Seitenstechen.

Inzwischen haben biochemische Analysen Hildegard von Bingens Erfahrungen bestätigt: Vor einigen Jahren gelang es den Wissenschaftlern, den Wirkstoffkomplex Silymarin zu isolieren, der tatsächlich Beschwerden wie beispielsweise stechende Schmerzen lindert. Als Leberheilmittel, das zudem eine Leberschutzwirkung aufweist, die sogar Vergiftungserscheinungen durch den Verzehr des hochgiftigen Grünen Knollenblätterpilzes oder auch durch Alkoholmissbrauch mildert, wird die Mariendistel mittlerweile in der Schulmedizin erfolgreich zur Behandlung einiger Lebererkrankungen und Gallenblasenleiden eingesetzt.

Bittere Kräuter sind »warm« und »trocken«

Hildegard von Bingen hat viele Gewächse mit Bittersubstanzen in ihre Pflanzenenzyklopädie aufgenommen, allerdings spielte es für sie in der Regel nur eine untergeordnete Rolle, sie gemäß ihrer bitter schmeckenden Eigenschaften und spezifischen Wirkungsweisen noch einmal genauer zu klassifizieren.

Es fällt jedoch auf, dass sie die meisten Pflanzen als »warm«, »austrocknend«, »kräftigend« und/oder »Fieber löschend« (beispielsweise den Galgant, das Tausendgüldenkraut, den Wermut oder die Zitwerwurzel) oder aber als »sehr warm« bezeichnete, wodurch die »Wärmenerven im Magen« sehr gut stimuliert werden könnten – wie Hildegard von Bingen die Wirkung des Ingwers auf den Verdauungstrakt beschrieb.

Über das Tausendgüldenkraut schrieb Hildegard von Bingen: »Das Tausendgüldenkraut ist warm und trocken, und wem ein Knochen in seinem Körper irgendwo gebrochen ist, der trinke oft Tausendgüldenkraut oder dessen Wurzel entweder mit Wein oder mit Wasser gemischt, und der zerbrochene Knochen wird gleichzeitig zusammengeleimt.«

Vielseitig einsetzbare Heilmittel

Wie die fernöstlichen Heilmethoden sprach Hildegard von Bingen den meisten bitterstoffhaltigen Pflanzen zahlreiche Fähigkeiten zu, die über ihre heutige Bedeutung als Verdauungsstörungen lindernde Therapeutika weit hinausgingen. So hob sie beispielsweise die heilende Wirkung des Tausendgüldenkrauts bei Knochenbrüchen oder rheumatischen Beschwerden hervor. Den Galgant bezeichnete sie gar als universelles Heilmittel, das ebenso bei Herzschmerzen, Herz- und Kreislaufschwäche sowie bei Durchblutungsstörungen hilfreich sei und außerdem ein wichtiges Mittel zur Stärkung nachlassender Geistes- und Sinneskräfte. Ebenso schrieb sie dem Gelben Enzian die Fähigkeit zu, Herzschmerzen zu lindern, aber auch Fieber zu senken. Allen gemeinsam ist, dass sie nach den Erfahrungen Hildegard von Bingens eine belebende Allgemeinwirkung haben.

Im 16. Jahrhundert wurde die Medizin von der Signaturenlehre geprägt, die besagt, dass bereits die äußere Gestalt einer Pflanze auf die Krankheit und die ihr entsprechenden Heilwirkungen hinweist. Heute findet die Signaturenlehre wieder in der Homöopathie Beachtung.

Die moderne Arzneipflanzenlehre

Hildegard von Bingen hinterließ mit ihrer Kräuterkunde der Nachwelt einen großen Heilmittelschatz, auf den die Phytotherapie bis heute zurückgreift. Mit der Entwicklung der Naturwissenschaften im 19. Jahrhundert, als viele Inhaltsstoffe von Heilpflanzen isoliert und als Reinsubstanzen hergestellt wurden, wurde die volkstümliche Pflanzenheilkunde allmählich Teil einer wissenschaftlichen Lehre. So gesehen stellt die moderne Phytotherapie eine Verbindung zwischen jahrhundertealter Erfahrung und dem naturwissenschaftlichen Ansatz her, wobei die medizinische Bedeutung von Pflanzenwirkstoffen nach und nach experimentell bestätigt werden kann.

In komplizierten Analysen werden heute die chemische Struktur einzelner Inhaltsstoffe und das Zusammenspiel zwischen wirksamen Bestandteilen und natürlichen Begleitstoffen einer Pflanze festgestellt. Erst wenn deren Wirksamkeit zweifelsfrei ermittelt wurde und sie sich in Experimenten als geeignete Behandlungsmaßnahme bei einer Erkrankung erwiesen haben, erhalten sie den Status eines anerkannten Arzneimittels.

Hildegards wichtigste Bitterkräuter

Im Folgenden sind bitterstoffhaltige Kräuter aufgeführt, die Hildegard von Bingen wegen ihrer breit gefächerten Heileigenschaften in der Therapie von Erkrankungen besonders hervorhob. Allen gemeinsam ist der herausragende medizinische Nutzen bei der Behandlung von Appetitlosigkeit und allen Arten von Verdauungsstörungen. Deshalb werden in dieser Übersicht auch nur jene Indikationen erwähnt, die nicht in unmittelbarem Zusammenhang mit den – inzwischen allgemein anerkannten – verdauungsfördernden Eigenschaften der Pflanzen stehen.

Heilkraut	Indikation
Beifuß	Äußerlich bei Hautekzemen; fördert Wundheilung
Bittersüß	Bei Kopfschmerzen, Herzbeschwerden, Zahnschmerzen; äußerlich als Umschlag gegen geschwollene Füße und Schmerzen in den Beinen
Bockshornklee	Bei Augenkrankheiten, Herzschmerzen, Fieber; mildes Abführmittel
Boberelle (Judenkirsche)	Äußerlich als Umschlag bei Augentrübung, Ohrenleiden und Asthma bronchiale
Galgant	Bei Herzschmerzen, Herz- und Kreislaufschwäche; bei Infektionen
Gelber Enzian	Bei Herzschmerzen und Fieber
Ingwer	Bei Gicht, Augengeschwüren und -trübung; äußerlich bei Eitergeschwüren der Haut
Mariendistel	Gegen Herz- und Seitenstechen; bei Leberleiden
Odermennig	Bei Durchfall, Fieber; äußerlich als Kopfumschlag und -waschungen bei Geistesschwäche sowie bei Geschwüren und Venenleiden
Pfeffer	Bei Milzerkrankungen, Gicht, rheumatischen Beschwerden, Impotenz
Schafgarbe	Bei Fieber, Schlaflosigkeit; fördert Wundheilung
Tausendgüldenkraut	Bei Fieber, Gicht; fördert Menstruation; äußerlich bei Knochenbrüchen
Wermut	Bei Schlaflosigkeit, zur Herzstärkung; äußerlich bei Husten, Gicht, Zahn- und Seitenschmerzen
Zitwer	Bei Kopfschmerzen, Schluckbeschwerden, Tremor (Zittern), Eingeweidebruch

Hildegard von Bingens Galgantrezept gegen Rückenschmerzen, Seitenstechen, Gallenkoliken und Magen-Darm-Krämpfe: 1 Teelöffel zerkleinerte Galgantwurzel in 1/4 Liter Weißwein 8 Minuten lang kochen lassen, abseihen und etwas erkalten lassen. Den warmen Galgantwein in kleinen Schlucken trinken.

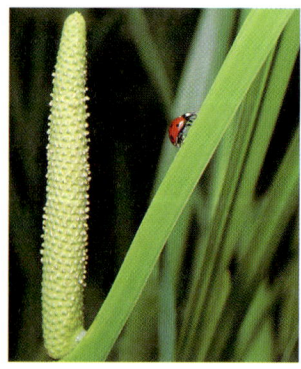

Kalmus, eine bitterstoffhaltige Pflanze aus dem Sumpf: Ihr bitterer Geschmack schützt sie vor Schädlingen.

Bittere Kräuter heute

Nicht alles, was bitter schmeckt, enthält medizinisch bedeutsame Bitterstoffe. Zwar ist der bittere Geschmack einer Pflanze ein erstes Indiz für den möglichen Gehalt von gesundheitsfördernden Bitterstoffen, doch bedarf es noch weiterer stichhaltiger Beweise, um schließlich als Bitterstoff oder so genanntes Amarum in den strenge Auflagen erfüllenden Kreis der zugelassenen Arzneidrogen aufgenommen zu werden. Allerdings sind gerade die bitterstoffhaltigen Pflanzen aufgrund ihrer Zusammensetzung und ihrer breit gefächerten Wirkungsweise nicht immer klar einzuordnen. Dementsprechend sind auch die einzelnen Krankheitsbilder, bei denen sie zum Einsatz kommen, nicht immer scharf voneinander abzugrenzen. Zwar gelten Bitterstoffdrogen in der modernen Arzneimittellehre generell als hervorragende Mittel zur Förderung des Appetits und zur Steigerung der Verdauungssäfte, doch dass einige bitterstoffhaltige Pflanzen beispielsweise auch bei Erschöpfungszuständen, Übersäuerung oder als Immunstimulanzien hilfreiche Alternativen zu synthetisch hergestellten Medikamenten sein können – Eigenschaften, die der Volksmedizin seit jeher bekannt sind und von ihr gezielt genutzt wurden –, ist in Fachkreisen bis heute umstritten, auch wenn diese Wirkungen inzwischen in einigen Studien bestätigt werden konnten.

Bitterstoffe werden schon in sehr geringen Mengen wahrgenommen. Da sich sehr viele Bittergewächse, die giftig sind, durch einen bitteren Geschmack auszeichnen, haben Bitterstoffe auch eine Warnfunktion für Mensch und Tier.

Was sind sekundäre Pflanzenstoffe?

Die Erkenntnis, dass auch jene pflanzlichen Inhaltsstoffe einen gesundheitsfördernden Effekt haben, die den Pflanzen Farbe und Geschmack verleihen, die ihr Wachstum regulieren oder sie vor Schädlingen und Krankheiten schützen, hat die Forschung revolutioniert. Lange Zeit ging man nämlich davon aus, dass allein der Gehalt an »primären« Inhaltsstoffen die Pflanzen als für unseren Organismus lebensnotwendige Nahrungs- und Heilmittel ausweisen würde. So zeichnen sich z. B. Obst und Gemüse oder die Keime von Sonnenblumen, Soja, Disteln und Walnüssen vor allem durch ihren Nährstoffcharakter aus. Sie versorgen uns, dank ihres Anteils an Eiweißen, Fettsäuren, Kohlenhydraten, Vitaminen oder Mineralstoffen, mit essenziellen Nährstoffen, die für die Aufrechterhaltung der einzelnen Körperfunktionen unerlässlich sind, da der Organismus diese selbst nur in geringen Mengen zu produzieren oder aber gar nicht herzustellen vermag.

Die Schutzwirkung sekundärer Pflanzenstoffe

Im Unterschied zu den primären Pflanzenstoffen tragen die sekundären Pflanzenstoffe, zu denen auch die Bitterstoffe gerechnet werden, im eigentlichen Sinn nichts zur Ernährung bei, d. h., sie verursachen keine sicht- und messbaren Mangelerscheinungen, und sie sind auch nicht der Lage, eine zu geringe Nährstoffzufuhr auszugleichen. Dennoch haben zahlreiche Studien über den Zusammenhang zwischen Ernährungsverhalten und Krankheitshäufigkeit mittlerweile ergeben, dass auch den Substanzen, die bislang allenfalls als Begleitstoffe eingestuft wurden, wichtige bioaktive Funktionen zukommen: Auch sie haben einen nicht zu verachtenden Einfluss auf die einzelnen Stoffwechselvorgänge des Organismus, und auch sie geben unserem Körper wichtige Hilfestellungen, um uns vor Krankheiten zu schützen oder diese zu lindern.

Die Wirkstoffe einer Heilpflanze sind nicht gleichmäßig in der Pflanze verteilt, sondern konzentrieren sich mal in den Blüten, Blättern oder Wurzeln, mal in Samen, Früchten oder in der Rinde.

Rund 30 000 sekundäre Pflanzenstoffe

So gesehen wirken fast alle der bislang untersuchten sekundären Pflanzenstoffe im Menschen wie Arzneien: Dank ihrer vitalisierenden und schützenden Wirkung aktivieren sie die unterschiedlichsten Stoffwechselprozesse des Organismus, sie hemmen schädliche Einflüsse durch Giftstoffe auf die Körperzellen, und sie stärken das Immunsystem. Insgesamt sind bisher rund 30 000 sekundäre Pflanzenstoffe bekannt. Etwa 10 000 von ihnen sind vermutlich in Nahrung und Kräutern enthalten. Dabei nimmt der Mensch pro Tag etwa

1,5 Gramm sekundäre Pflanzenstoffe mit der Nahrung auf – ob genug oder nicht genug, um ihre gesundheitsfördernden Eigenschaften im vollen Umfang für den Körper nutzbar zu machen, darüber sind sich die Forscher noch nicht einig. Fest steht jedoch, dass es sich im Krankheitsfall durchaus bewährt hat, den Organismus gezielt mit sekundären Pflanzenstoffen zu versorgen, die nachweislich lindernde oder gar heilende Wirkung auf bestimmte gesundheitliche Störungen haben. Somit hat sich der therapeutische Effekt der Heilkräuter einmal mehr für unsere Gesundheit als unverzichtbar erwiesen.

Wie man die sekundären Pflanzenstoffe im Allgemeinen nennen sollte, darüber sind sich die Forscher derzeit noch uneins: In manchen Fachbüchern werden sie als bioaktive Substanzen, in anderen als Phytochemicals oder Plantchemicals geführt. Hinzu kommen zahlreiche Begriffe, die sich von den einzelnen Substanzgruppen ableiten.

Die wichtigsten sekundären Pflanzenstoffe

▶ Alkaloide gehören zu den am stärksten wirkenden Inhaltsstoffen und sind in hohen Dosen giftig (z. B. Atropin in der Tollkirsche).
▶ Ätherische Öle sind leicht flüchtige Pflanzenstoffe mit aromatischem Duft und dienen den Pflanzen meist als Schutz vor Keimbefall.
▶ Flavonoide haben ihren Namen von der gelben Farbe, die entsteht, wenn man sie in Wasser taucht (lat.: flavus = gelb).
▶ Gerbstoffe kommen in größeren Mengen in Rinden sowie in Wurzeln vor.
▶ Saponine bilden mit Wasser einen haltbaren Schaum, der es ermöglicht, Schleim zu verflüssigen.
▶ Schleime sind langkettige Zuckerverbindungen, die stark aufquellen und einen Schutzfilm bilden können.

Bitterstoffe – eine Wirkstoffklasse für sich

Bitterstoffe bilden eine eigene Wirkstoffgruppe, sind jedoch chemisch gesehen sehr unterschiedliche Verbindungen. Allen gemeinsam ist, dass sie einen bitteren Geschmack haben und deswegen medizinisch eingesetzt werden. Hinzu kommt, dass sie sich meist von Terpenen (Kohlenwasserstoffverbindungen) ableiten, in der Regel gut mit Wasser extrahierbar sind und direkt auf den Magen-Darm-Trakt bzw. auf die Produktion der Verdauungssäfte Einfluss nehmen. Dabei werden sie den folgenden Gruppen zugeordnet.

▶ Iridoide und Secoiridoide: Dazu gehören z. B. der in der Enzianwurzel enthaltene Bitterstoff Gentiopicrin oder die beiden Bittersubstanzen Centapicrin und Desacetylcentapicrin im Tausendgüldenkraut.

▶ Secotriterpene: Diese Struktur weisen z. B. Quassiin und Quassol der Surinam- bzw. Jamaikabitterholzgewächse auf.

▶ Sesquiterpene: Hierzu gehören z. B. Absinthin und Artabasin, die im Wermut vorkommen, oder die Bitterstoffe des Schafgarbenkrauts.

▶ Sesquiterpenlaktone: Vulgarin, Psilostachyn im Beifuß, aber auch das Cnicin des Benediktenkrauts gehören zu diesem Typ.

▶ Andere Bitterstoffe: Bei den im Hopfen enthaltenen Substanzen Humulon und Lupulon handelt es sich um Bittersäuren; dagegen sind Neohesperidin und Naringin, die Hauptwirkstoffe der Pomeranzenschale, Flavanonglykoside. Die bitter schmeckenden Substanzen der Chinarinde gehören zur Gruppe der Alkaloide, und der Bitterstoff Condurangin, der in der Condurangorinde enthalten ist, hat eine Steroidglykosidstruktur.

Anthrachinone (z. B. im Chinesischen Rhabarber oder in der Aloe vera) sind Wirkstoffe verschiedener Pflanzen, die die Darmbewegung anregen. In hohen Dosen lösen sie jedoch Darmreizungen aus.

Der bittere Geschmack ist entscheidend

Trotz ihrer uneinheitlichen chemischen Struktur sind alle Bitterstoffe, die in erhöhter Konzentration in einer Pflanze vorkommen, appetitanregend und verdauungsfördernd. Diese Effekte sind in erster Linie auf den bitteren Geschmack zurückzuführen, der über die Geschmacksknospen der Zunge einen direkten Einfluss auf sämtliche Verdauungsorgane und -funktionen hat. Von den Geschmacksknospen aus wird reflektorisch eine verstärkte Sekretion der Verdauungsdrüsen ausgelöst: Es kommt zu einer vermehrten Produktion von Speichel, Magensaft und – gemäß der funktionellen Verknüpfung aller an der Verdauung beteiligten Organe – zu einer Anregung der Bauchspeicheldrüse, Leber und Gallenblase, die ebenfalls verstärkt Sekret bzw. Gallenflüssigkeit bilden und abgeben. Damit einher geht eine tonisierende Allgemeinwirkung, wovon insbesondere die Schleimhäute profitieren. Deshalb sind bitterstoffhaltige Kräuter ebenso bei Mundschleimhautentzündungen wie bei einem entkräfteten Magen oder einer gereizten Darmschleimhaut hilfreich.

Bitterstoffe kommen in sehr vielen Pflanzenfamilien vor. Und es wird eines der großen Projekte von morgen sein, herauszufinden, inwieweit auch jene bitteren Substanzen – wahrscheinlich in Kombination mit anderen Bioaktivstoffen – einen therapeutischen Nutzen haben, die nur in vergleichsweise geringen Konzentrationen vorkommen.

Tinctura amara – das Universalheilmittel

Als Zutaten der Tinctura amara, die im Mittelalter als Universalheilmittel bei den unterschiedlichsten Beschwerden zur Anwendung kam, waren Bitterkräuter, wie beispielsweise das Tausendgüldenkraut, der Enzian, der Wermut und die Schafgarbe, in jener Zeit unverzichtbare Arzneien der Hausapotheke. Allen voran stand dabei das so genannte Elixier ad longam vitam (Elixier für ein langes Leben), ein Bittertonikum, das mit seinen tonisierenden, bitteren, verdauungsfördernden, entzündungshemmenden und funktionssteigernden Eigenschaften alle Vorzüge der Bitterwirkstoffe in sich vereinigte und als so genannte Tinctura sacra (heilige Tinktur) berühmt wurde.

Bittermittel nicht in Tablettenform

Die bitter schmeckenden Substanzen Koffein und Theobromin, die im Samen bzw. in der Kaffeebohne des Kaffeestrauchs (aus der Familie der Rötegewächse) enthalten sind, steigern ebenfalls die Speichel- und Magensaftsekretion und haben eine belebende Allgemeinwirkung. Um Erregungszustände und Übersäuerung zu vermeiden, sollte Kaffee allerdings nur in Maßen genossen werden.

Die wichtige Bedeutung des bitteren Geschmacks ist auch der Grund, weshalb Bitterstoffe nicht in Tablettenform, sondern vornehmlich als Bestandteile von Tinkturen oder als Tee bzw. Teemischungen erhältlich sind. Auch wenn in dieser Darreichungsform ihr bitterer Geschmack besonders hervortritt, so gewöhnt man sich doch recht schnell an ihn.

Dabei kommen reine Bittermittel sowohl als Einzeldrogen bzw. zusammen mit anderen Bitterkräutern als auch in Kombination mit anderen, nicht bitterstoffhaltigen Heilpflanzen zur Anwendung.

Bitterstoffe haben viele Gesichter

Abgesehen davon, dass sich die Bitterstoffe selbst noch durch zahlreiche andere Wirkungsweisen auszeichnen, auf die im Kapitel »Bitterstoffhaltige Pflanzen von A bis Z« (Seite 50ff.) im Einzelnen eingegangen wird, erweitert sich das Anwendungsspektrum einer bitterstoffhaltigen Pflanze auch durch die spezifische Zusammensetzung ihrer Inhaltsstoffe. In diesem Sinn unterteilt man die Bitterstoffdrogen in drei Gruppen: Amara pura, Amara aromatica und Amara acria.

Amara pura – die reinen Bittermittel

Amara pura (Amara tonica) – so werden die reinen Bittermittel bezeichnet, die sich durch eine ungewöhnlich hohe Konzentration an
Bitterstoffen auszeichnen oder die (einzelne) Bitterstoffe enthalten,
die überdurchschnittlich bitter sind und daher einen hohen Bitterwert
aufweisen. Der medizinische Effekt, und hierbei vor allem die sekreti-
onssteigernde Wirkung eines Amarum purum, wird vor allem anhand
seines Bitterwerts beurteilt. Nach dieser Definition hat die Wurzel
des Gelben Enzians, dessen Substanz Amarogentin der bitterste bekannte Naturstoff ist, mit einem Wert von 1 : 58 Millionen den höchsten Bitterwert. Lediglich die Secoiridoidglykoside Centapicrin und
Desacetylcentapicrin, die im Tausendgüldenkraut enthalten sind, rei-
chen mit Bitterwerten von 1 : 4 Millionen nur sehr annähernd an die
Bitterwirkung von Amarogentin heran. Dabei spielt es letztlich nur
eine untergeordnete Rolle, in welchen Mengen die jeweiligen Bitterstoffe in einer Pflanze vorhanden sind, wie das Beispiel der Enzian-
droge eindrucksvoll veranschaulicht: Obwohl Amarogentin mit 0,025
bis 0,040 Prozent im Enzian nur in geringer Konzentration vor-
kommt, ist diese Substanz wegen ihres ausgesprochen hohen Bitterwerts die wertbestimmende Komponente. Neben der Enzianwurzel
gehören hierzulande das Tausendgüldenkraut, die Chinarinde und das
Benediktenkraut zu den wichtigsten Amara pura. Diese werden in der
modernen Arzneipflanzenlehre vor allem bei fehlendem Appetit, zur
Steigerung der Verdauungssäfte, Kräftigung der Verdauungsorgane
und damit generell zur Behandlung von funktionellen Beschwerden
im Verdauungstrakt eingesetzt.

Zu den so genannten Bitterwerten pharmazeutisch genutzter Drogen siehe Seite 34.

Amara pura werden auch zur Rekonvaleszenz und bei blutarmen und erschöpften Menschen in Form von Kuren eingesetzt.

Amara aromatica – Bittermittel mit ätherischen Ölen

Bittermittel, die neben Bitterstoffen auch eine nennenswerte Menge
an ätherischen Ölen enthalten, werden als Amara aromatica bezeichnet. Während Schafgarbenkraut oder die Pomeranzenschale milder
und aromatischer im Geschmack ist, schmecken andere typische
Amara aromatica wie Beifuß-, Engelwurz-, Kalmus- oder Wermut-

drogen fast so bitter wie die Amara pura. Neben den gesundheitsfördernden Eigenschaften, wie sie auch für die reinen Bittermittel charakteristisch sind, haben sich Amara aromatica wegen ihrer krampflösenden und gärungsmildernden Wirkung auch bei Blähungen und krampfartigen Magen-Darm-Störungen bewährt. Hinzu kommt, dass sich durch die gesundheitsfördernden Eigenschaften der ätherischen Öle das Anwendungsgebiet dieser Bittermittel noch einmal erweitert. So zeichnen sich ätherische Öle nicht zuletzt durch antiseptische und antiparasitäre Eigenschaften aus, weshalb sich viele Amara aromatica als hilfreich bei Entzündungen etwa der Magen- oder Darmschleimhaut bzw. zur Bekämpfung von Parasiten (z. B. im Darm) erwiesen haben. Für manche von ihnen, wie das Schafgarbenkraut, ist ein leicht harntreibender Effekt typisch, weshalb sie auch bei Blasen- und Nierenleiden sinnvoll sind.

Auch wenn ihr hoher Gehalt an Scharfstoffen (z. B. bei Ingwer Gingerol oder bei Galgant Galangol) primär verantwortlich für die verdauungsfördernde und appetitsteigernde Wirkung der Amara acria ist, werden Heilpflanzen wie Ingwer, Galgant und Kurkuma traditionell den Bittermitteln zugeordnet.

Amara acria – Pflanzen mit Bitter- und Scharfstoffen

Im Geschmack eher scharf als bitter und dennoch von nahezu identischer Wirkkraft wie die Amara pura oder Amara aromatica, nehmen die Amara acria eine Sonderstellung unter den Bittermitteln ein. Denn genau genommen ist es der Anteil an Scharfstoffen oder die Kombination von scharfen und bitteren Wirkstoffsubstanzen, auf die ihr verdauungsfördernder und tonisierender Effekt zurückzuführen ist. Typische Vertreter dieser Gruppe sind die Gewächse Ingwer, Kardamom, Zitwer und Galgant. Dank ihres Scharfstoffgehalts wirken sie außerdem auf Schleimhäute adstringierend (zusammenziehend) und verbessern die Kreislauffunktion.

Weitere bitterstoffhaltige Pflanzen

Neben den klassischen Bittermitteln, die aufgrund ihrer spezifischen Wirkstoffzusammensetzung zu den anerkannten Amara tonica oder Amara aromatica gehören, hält die Natur noch viele andere Heilkräuter mit Bitterstoffen für uns bereit. Vielfach sind deren Wirkstoffe inzwischen als standardisierte Präparate im Handel (Reformhaus und

Apotheke) erhältlich. In den meisten Fällen sind es jedoch andere Inhaltsstoffe und nicht ihr Bitterstoffgehalt, denen eine therapeutische Bedeutung beigemessen wird. Um nur ein Beispiel zu nennen: Eukalyptus (hierzulande vor allem die Art Eucalyptus globulus L.) ist auf der ganzen Welt eines der Heiltherapeutika bei Erkältungskrankheiten. Dies ist in erster Linie auf seinen hohen Anteil an ätherischen Ölen zurückzuführen (70 Prozent Cineol und mehr). Ob auch seine Bitterstoffe an der Heilwirkung beteiligt sind, bleibt dahingestellt – wissenschaftliche Ergebnisse über die Bedeutung der Bitterstoffe als Begleitstoffe stehen noch aus. Schon jetzt kann man jedoch davon ausgehen, dass sie – gemäß des synergistischen Effekts – wahrscheinlich durchaus eine Rolle spielen.

Mit Vorsicht zu genießen

Und noch einen anderen Aspekt gilt es bei der heiltherapeutischen Beurteilung von bitterstoffhaltigen Pflanzen zu beachten: Nicht immer sind Pflanzen mit Bitterstoffen für den Menschen verträglich, wie z. B. der Bittersüß (Solanum dulcamara L.). Seine arzneiliche Wirkung gegen Hautausschläge oder Husten wurde zwar schon von den

Eukalyptus gehört zu den Myrtengewächsen. Arzneiliche Verwendung finden vor allem seine ätherischen Öle sowie seine – bitterstoffhaltigen – Laubblätter. So ist Eukalyptus als Bestandteil vieler Fertigpräparate gegen Erkältungskrankheiten, Bronchitis, Asthma bronchiale und rheumatische Beschwerden eines der meistverordneten Phytotherapeutika überhaupt.

Speziell die Bitterstoffdrogen mit ätherischen Ölen eignen sich auch für andere Anwendungsformen, etwa als Salbenzusätze, für Inhalationen oder auch für die Duftlampe (Pomeranze, Eukalyptus).

33

alten Griechen gerühmt, und auch in mittelalterlichen Rezepturen wird er immer wieder als entzündungshemmendes, harn- und stuhltreibendes Mittel erwähnt, dennoch stehen den guten Erfahrungen, die man über die Jahrhunderte hinweg mit dem Bittersüß gemacht hat, neuere wissenschaftliche Erkenntnisse entgegen, wonach er schon in relativ geringen Mengen giftig sei und schwere Krankheitserscheinungen wie Erbrechen, Sprachstörungen, Erregungszustände und Krämpfe hervorrufen könne. Für Kinder sei die innerliche Anwendung der Bittersüßdroge eventuell sogar tödlich. Für unser Wohlbefinden nicht ganz so abträglich, nach heutigem Wissensstand jedoch mit einem gewissen Gesundheitsrisiko verbunden ist auch der bitterstoffhaltige und mit einem relativ hohen Anteil an ätherischen Ölen ausgestattete Alant (Inula helenium L.). Von Alantwurzelzubereitungen, die als Amara aromatica traditionell zur Linderung von Beschwerden im Bereich der Atemwege, des Magen-Darm-Trakts sowie der ableitenden Harnwege und der Nieren angewendet werden, rät das Bundesgesundheitsamt inzwischen ab: Die in der Wurzel enthaltenen bitteren Sesquiterpenlaktone Alantolakton und Isoalantolakton wirken sensibilisierend und verursachen häufig Allergien. Zudem führen Überdosierungen zu Magenschmerzen und Erbrechen.

Auch die Homöopathie nutzt die Heilkraft des Bittersüß: Unter dem Namen »Dulcamara« ist er eines der Hauptmittel bei Blasenentzündungen. Zudem wird er zur Behandlung von Magen-Darm-Störungen, Neuralgien und rheumatischen Beschwerden eingesetzt.

Bitterwerte der einzelnen Drogen

Laut dem »Deutschen Arzneibuch« (DAB) von 1996 soll der Bitterwert von therapeutisch genutzten Amara folgende Mindestwerte betragen:

Droge	Bitterwert
Gelbe Enzianwurzel	10 000 bis 30 000
Wermutkraut	10 000 bis 25 000
Tausendgüldenkraut	2000 bis 10 000
Schafgarbenkraut	2500 bis 2000
Pomeranzenschale	600 bis 2500
Benediktenkraut	800 bis 1500

Bitterstoffe –
beliebt, aber wenig erforscht

Fast täglich berichten die Medien über bahnbrechende Erkenntnisse bei der Erforschung von sekundären Pflanzenstoffen. So auch in Bezug auf die Bitterstoffe: Inzwischen weiß man, dass der in der Arnika enthaltene Bitterstoff Helenalin eine günstige Wirkung auf das Herz sowie auf Haut- und Schleimhautreizungen hat, dass die anregende Wirkung der Artischocke auf Gallenfluss und Leberzellen nicht auf die bittere Kaffeoylchinasäure Cynarin, sondern auf ihre Sesquiterpenbitterstoffe zurückzuführen ist und dass das Schafgarbenkraut dank des tonisierenden Effekts seiner Bitterstoffe in Kombination mit den krampflösenden Eigenschaften des ätherischen Öls krampfartige Unterleibsbeschwerden und schmerzhafte Regelblutungen (vegetative Dystonie) lindert. Ganz aktuell ist eine Studie, wonach der im Gelben Enzian vorkommende Bitterstoff Amarogentin bei der Behandlung der oft tödlich verlaufenden Infektionskrankheit Leishmaniose helfen kann.

Jahrhundertelange Erfahrungen auf dem Prüfstand

Dies sind nur einige von zahlreichen spektakulären Untersuchungsergebnissen, die der Medizin von morgen völlig neue Therapieansätze eröffnen. Viele weitere werden folgen. Womit schließlich auch zum Ausdruck gebracht werden soll, dass manches von dem, was sich in der Praxis schon lange, vielfach jahrhundertelang bewährt hat, oft erst in diesen Tagen durch genaue Erforschung der Heilpflanzen, ihrer einzelnen Inhaltsstoffe und ihrer spezifischen Wirkungsweisen wissenschaftlich untermauert werden kann. Dies gilt in besonderem Maß für das breit gefächerte Anwendungsspektrum von Bitterstoffen, das, wie Sie den folgenden Seiten entnehmen können, weit über die vom Bundesgesundheitsamt bzw. von der Zulassungsbehörde am Bundesinstitut für Arzneimittel und Medizinprodukte (BfArM) bestätigten und wissenschaftlich beglaubigten Indikationen hinausgeht.

Gerade erst hat die Karlsruher Bundesforschungsanstalt für Ernährung einen Aufsehen erregenden Bericht veröffentlicht, wonach bestimmte Pflanzenfarbstoffe (die so genannten Anthozyane) – so haben biochemische Untersuchungen dieser sekundären Pflanzenstoffe ergeben – nachweisbar das Wachstum von Krebszellen blockieren.

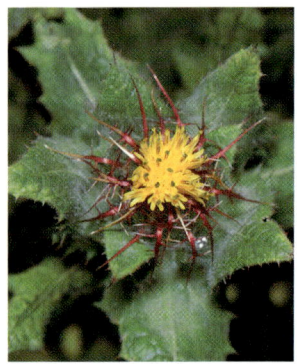

Benediktenkraut oder Kardobenediktenkraut ist seit dem Mittelalter als Heilkraut bekannt.

Bitterkräuter sind in vielerlei Hinsicht außergewöhnliche Heilpflanzen. Herausragend sind nicht zuletzt ihre basischen Eigenschaften, die einen gestörten Säure-Basen-Haushalt wieder ins Gleichgewicht bringen können.

Bittere Wirkstoffe für mehr Wohlbefinden

Auch wenn die genaue pharmazeutische und klinische Wirkungsweise der einzelnen Bitterstoffe noch nicht vollständig geklärt ist – ihre Wirkung ist unbestritten. Dabei sind ihre heilenden Eigenschaften derart vielfältig, dass sie für fast alle wichtigen störanfälligen Bereiche des Organismus zur Therapie herangezogen werden können. Ob innerlich oder äußerlich angewendet, ob als Tinktur, Tee oder Umschlag – die in den bitteren Kräutern enthaltenen chemischen Substanzen sind ebenso zur Vorbeugung von Krankheiten wie als Hausmittel zur Linderung von Beschwerden oder zur Steigerung des Wohlbefindens von unschätzbarem Wert. Auf den folgenden Seiten finden Sie die wichtigsten Anwendungsgebiete von bitterstoffhaltigen Pflanzen, zudem erprobte Rezepte, wie beispielsweise zur Behandlung der Gallenblase, der Leber oder zur Stärkung des Immunsystems.

Nur geringe Nebenwirkungen

Manche Menschen bekommen Kopfschmerzen, wenn sie reine Bitterpflanzen einnehmen. Diese Erscheinung ist vor allem im Zusammenhang mit der Einnahme von Enziandrogen bzw. des in ihm enthaltenen Amarogentins beobachtet worden. Hinzu kommt, dass Pflanzen aus der Gruppe der Korbblütler bei einigen Menschen allergische Reaktionen auslösen können. Ihnen sei von Anwendungen z. B. mit Beifuß oder Benediktenkraut abgeraten. Liegt eine Magenübersäuerung bzw. ein Magen- oder Zwölffingerdarmgeschwür vor, sollte auf Bittermittel ebenfalls verzichtet werden. Ihre anregende Wirkung auf die Magensaftproduktion kann eventuell eine Verschlimmerung hervorrufen. Ansonsten gilt: Sofern man sich an die vorgeschriebenen Dosierungen hält und mögliche Gegenanzeigen beachtet, spricht nichts gegen eine Therapie mit Bitterstoffdrogen.

Hier helfen bitterstoffhaltige Kräuter

Nicht jede einzelne Pflanze mit Bitterstoffen wirkt gegen alle nachfolgend aufgeführten Beschwerden. Häufig garantieren erst die Wirkstoffkombinationen spezieller Mischungen und Tinkturen das ungewöhnlich breit gefächerte Behandlungsspektrum und einen optimalen Heilungserfolg.

Magen-Darm-Probleme

▶ Sodbrennen

▶ Blähungen

▶ Gastritis

▶ Dreimonatskoliken

▶ Darm- und Gallenblasen-entzündungen

▶ Durchfall

▶ Verstopfung

▶ Übelkeit, Reiseübelkeit

▶ Pilz- oder Parasitenbefall des Darms

▶ Lebensmittelvergiftungen

Übersäuerung des Organismus
Geschwächte Immunabwehr
Infektanfälligkeit
Verzögerte Wundheilung
Herz-Kreislauf-Erkrankungen
Durchblutungsstörungen
Arteriosklerose

Stoffwechselerkrankungen

▶ Gicht

▶ Rheumatische Erkrankungen

▶ Diabetes mellitus

▶ Übergewicht

Hauterkrankungen

▶ Akne

▶ Zellulite

▶ Ekzeme

▶ Pilzinfektionen

▶ Neurodermitis

▶ Windeldermatitis

▶ Insektenstiche

Probleme im Mund- und Rachenbereich

▶ Zahnfleischentzündungen

▶ Mundschleimhautentzündungen

▶ Mundgeruch

▶ Rachen- und Halsentzündung

▶ Aphthen (Mundgeschwüre)

Schmerzen des Bewegungsapparats

▶ Muskel- und Gelenkschmerzen

▶ Schulter- und Knieschmerzen

▶ Sehnenscheidenentzündungen

▶ Tennisarm

Psychische Beschwerden

▶ Depressive Verstimmungen

▶ Chronische Müdigkeit, Erschöpfung

▶ Konzentrationsstörungen

▶ (Spannungs-)Kopfschmerzen

Bei vielen Beschwerden entfaltet sich die eigentliche Wirksamkeit der Bitterstoffe erst durch besondere Mischungen. Fragen Sie einfach in der Apotheke oder im Reformhaus, welche Wirkstoffe bei Ihren Beschwerden helfen, und lassen Sie sich Ihre persönliche Bitterkräutermischung zusammenstellen.

Basische Wirkung

Die heilende Wirkung bei Problemen im Magen-Darm-Trakt gehört zweifellos zu den herausragenden Eigenschaften der Bittermittel. Hinzu kommt die Fähigkeit von Bitterstoffen, im Körper so genannte Basenreserven zu bilden. Diese sorgen dafür, dass ein Überschuss an Säure im Gewebe abgebaut und ausgeschieden werden kann. Gerade durch ihre basische Eigenschaft nehmen Kräuter mit Bitterstoffen eine Sonderstellung unter den Heilpflanzen ein.

Zur Unterstützung der reinigenden, entschlackenden und entgiftenden Wirkung von Fastenkuren haben sich z. B. Aufgüsse mit Löwenzahnwurzel und -kraut, Schafgarbenkraut sowie Beifußkraut bewährt.

Abgesehen vom positiven Effekt auf eine Wiederherstellung des Säure-Basen-Gleichgewichts, sind sie zudem ausgezeichnete Entschlackungsmittel: Auf sanfte Weise fördern sie den Ausscheidungsprozess von Giftstoffen, Wasseransammlungen, Schlacken und Verschleimungen. Gerade Tees und Tinkturen aus bitterstoffhaltigen Kräutern, wie beispielsweise der Löwenzahntee (siehe Seite 69), haben sich daher auch bei Fastenkuren besonders gut bewährt. Bei einer Anwendungsdauer von zwei bis vier Wochen werden sämtliche Verdauungsorgane durch die bitteren Substanzen gereinigt, regeneriert und angeregt. Vor allem wird die Schleimhautauskleidung des Darms wieder auf Vordermann gebracht.

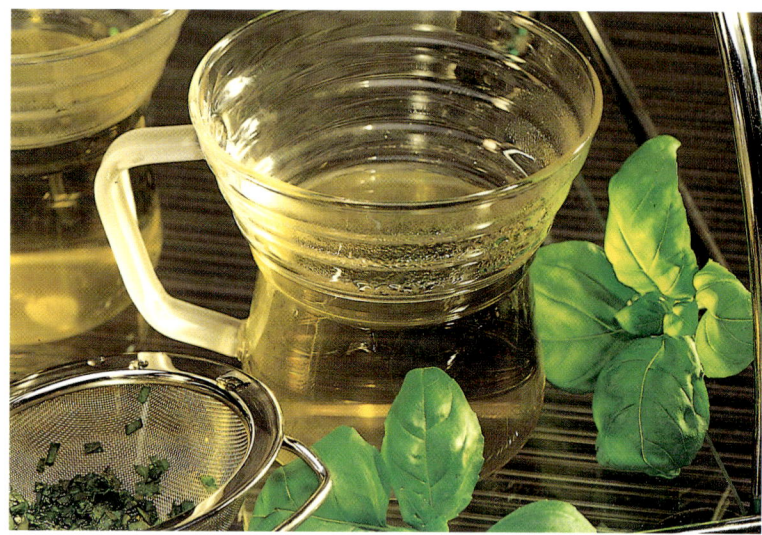

Tees aus Bitterkräutern eignen sich hervorragend zur kurmäßigen Anwendung.

Bitterstoffe zur Wiederherstellung des Säure-Basen-Gleichgewichts

Übersäuerung (Azidose) ist eine Stoffwechselstörung, die Mediziner und Heilpraktiker als typische Zivilisationskrankheit einordnen und die für die unterschiedlichsten Beschwerden verantwortlich ist. So werden rheumatische Beschwerden ebenso mit einem gestörten Säure-Basen-Gleichgewicht des Körpers in Verbindung gebracht wie Hauterkrankungen, Verdauungsbeschwerden oder Haarausfall. Abgeschlagenheit, Müdigkeit, Nervosität oder Verminderung der Abwehrkräfte, Kopfschmerzen und mangelnde Durchblutung, aber auch schwere Stoffwechselkrankheiten wie Gicht oder rheumatische Beschwerden sowie Neurodermitis oder Allergien können als Folgeerscheinungen eines nicht intakten Säurehaushalts unseres Organismus hinzukommen. Inzwischen weiß man: Eine Störung des Säure-Basen-Gleichgewichts wäre weitgehend vermeidbar, wenn wir besser auf unsere Lebens- und Essgewohnheiten achten würden. Der bevorzugte Verzehr von Säure bildenden Nahrungsmitteln (z. B. Fleisch- und Wurstwaren, Eier, Hartkäse, Geräuchertes, Bratfett, Süßigkeiten) und Genussmitteln (Nikotin, Koffein, Alkohol), aber auch Dauerstress stören den empfindlichen Säure-Basen-Haushalt und rufen damit langfristig schwere organische Erkrankungen hervor.

Die Produktion von Säuren und Basen

Säuren sind nicht nur in Lebensmitteln enthalten, sondern werden – wie basische Substanzen auch – vom Körper selbst produziert. Zu einer übermäßigen Säureproduktion kann es kommen, wenn lebenswichtige Organe wie Magen, Bauchspeicheldrüse, Leber und Gallenblase nicht voll funktionstüchtig sind.

Als Gegenspieler der Säuren können basische Lebensmittel und Kräuter, die dem Organismus über die Nahrung zugeführt werden, einen Säureüberschuss gewissermaßen neutralisieren und dafür sorgen, dass die einzelnen Stoffwechselvorgänge (wieder) reibungslos

Wer den Verdacht hat, dass sein Säure-Basen-Gleichgewicht gestört ist, kann sich testen lassen. Die Bestimmung des pH-Werts von Blut und Urin kann Aufschluss geben. Den Urintest kann man mit Lackmus- oder Indikatorpapier (in der Apotheke erhältlich) auch selbst zu Hause vornehmen.

ablaufen. Neben basischen Lebensmitteln wie Kartoffeln, Sojabohnenprodukten oder frischer Milch eignen sich alle Kräuter mit einem nennenswerten Gehalt an Bittersubstanzen, um einen gestörten Säure-Basen-Haushalt zu harmonisieren: Abgesehen davon, dass sie im Körper natürliche Basenreserven bilden, haben sie einen günstigen Einfluss auf die Verdauungsorgane.

Ausgehend vom Neutralwert 7, haben Ernährungswissenschaftler eine Skala entwickelt, die den Grad der jeweiligen Säure- und Basenbildung erfasst: Mit Plus (+) gekennzeichnete Nahrungsmittel sind basenreich, mit Minus (–) gekennzeichnete bilden bzw. enthalten Säuren, wobei die Werte jeweils für 100 Gramm Nahrungsmittel berechnet sind.

Kuren mit Kräuterbittern und Bitterpflanzen

Als kurmäßige Anwendung bei Übersäuerung sowie zur Stärkung der Verdauungsorgane empfehlen sich Teemischungen (z. B. mit den Drogen von Engelwurz, Benediktenkraut, Bitterklee, Gelbem Enzian, Löwenzahn oder Tausendgüldenkraut) oder Kräuterbitter als Fertigpräparate (5 bis 10 Tropfen in Wasser verdünnt), die regelmäßig über einen längeren Zeitraum täglich 3- bis 5-mal getrunken bzw. eingenommen werden.

Löwenzahnsalat – schmeckt gut und ist gesund

In der Säure-Basen-Bilanz nimmt der Löwenzahn mit +22,7 einen Spitzenwert ein. Mild-bitter im Geschmack und reich an Vitamin C sowie an vielen Mineralstoffen (z. B. Kalium), wird Löwenzahn auch gern als Salat zubereitet, der nicht nur gesund ist, sondern auch gut schmeckt.

Zutaten: 1 Hand voll junge Löwenzahnblätter, 1 Zwiebel, 4 EL kaltgepresstes Olivenöl, 2 EL Weißweinessig, 1 Messerspitze mittelscharfer Senf, frisch gemahlener weißer Pfeffer, 1 Prise Salz

Zubereitung: Den Löwenzahn waschen, verlesen und gut abtropfen lassen. Die Blätter zerkleinern und in eine Schüssel geben. Die Zwiebel abziehen und fein würfeln. Öl, Essig, Senf, Pfeffer und Salz zu einer Sauce verarbeiten. Die Zwiebelwürfel unterziehen. Die Sauce über den Salat geben und das Ganze mischen.

Tipp Wer möchte, kann über den Löwenzahnsalat auch Schinkenspeckwürfel geben, die in einer teflonbeschichteten Pfanne ohne die Zugabe von Fett kurz angebraten werden.

Verdauungsstörungen lindern und heilen mit Bitterstoffen

Die Verdauung beginnt im Mund, wo der Speichel die Speisen gleit- und schluckfähig macht. Zugleich sorgen die im Speichel enthaltenen Enzyme für eine Aufspaltung der Kohlenhydrate. Die Speiseröhre transportiert den Nahrungsbrei in den Magen, wo die Drüsen der Magenschleimhaut den Verdauungsprozess fortsetzen: Die von ihnen produzierte Salzsäure und das Verdauungsenzym Pepsin dienen vor allem der Eiweißaufspaltung. Je nach Verdaulichkeit verweilen die Speisen weniger als eine Stunde (z. B. Suppen) oder bis zu sechs Stunden (z. B. fettreiche Speisen wie Gänsebraten) im Magen. Über die einzelnen Abschnitte des Magens gelangt der Nahrungsbrei anschließend in den Dünndarm, wo er wiederum verschiedene Abschnitte passiert und durch weitere chemische Prozesse verdaut wird, bis er schließlich im Dickdarm landet, wo unzählige Bakterien die bisher noch nicht verdauten Nahrungsbestandteile zersetzen. Der Mastdarm setzt schließlich zusammen mit dem Schließmuskel des Darmausgangs die Darmentleerung in Gang.

Verdauungshilfen auf höchstem Niveau

Keine andere Pflanzengruppe leistet derart breit gefächerte Dienste für die Verdauung wie die Bitterkräuter. Ob zur Steigerung der Speichel-, Magensaft- und Gallensekretion, womit eine appetitanregende, magenstärkende und leberaktivierende Wirkung einhergeht, ob zur Linderung von einzelnen Symptomen wie Blähungen, Völlegefühl und Verstopfung oder von facettenreichen Krankheitserscheinungen, wie sie etwa durch gereizte Magen- und Darmschleimhäute oder Gallenblasen- und Leberstörungen hervorgerufen werden – die Bitterstoffdrogen etwa des Gelben Enzians, Wermuts, Benediktenkrauts, Schafgarbenkrauts, der Pomeranze, des Tausendgüldenkrauts, der Engelwurz oder der Chinarinde haben sich bei den unterschiedlichsten Verdauungsstörungen bewährt.

Wer unter Verdauungsstörungen leidet, sollte seine Essgewohnheiten überprüfen. Wichtig ist es, eiweißreich und fettarm zu essen, nicht zu üppige und auch nicht zu heiße oder zu kalte Mahlzeiten einzunehmen, langsam zu essen und die Essensportionen auf fünf kleinere Mahlzeiten über den Tag zu verteilen.

Tees und Tinkturen bei Verdauungsbeschwerden

Die folgenden Kräutermischungen sind altbewährt und bekömmlich.

▶ Magentee

Zutaten: je 25 g Wermutkraut, Schafgarbenkraut, zerstoßener Kümmel und Fenchel, je 5 g Enzian- und Kalmuswurzel, 10 g Tausendgüldenkraut, 1/4 l Wasser

Zubereitung: Die Kräuter mischen und 2 Teelöffel der Mischung mit kochend heißem Wasser überbrühen. 10 Minuten lang zugedeckt ziehen lassen. 3-mal täglich vor jeder Mahlzeit 1 Tasse Tee trinken.

▶ Condurangotee bei Appetitlosigkeit

Zutaten: 20 g zerkleinerte Condurangorinde, 1/4 l Wasser

Zubereitung: 1 bis 2 Teelöffel Condurangorinde mit kaltem Wasser übergießen und langsam erhitzen. Den Topf vom Herd nehmen und den Tee völlig erkalten lassen. Erst dann abseihen. Jeweils 30 Minuten vor den Mahlzeiten 1 Tasse Tee trinken – dafür nach Bedarf noch einmal trinkwarm erhitzen (aber nicht kochen lassen).

▶ Teemischung bei Völlegefühl

Zutaten: je 20 g Wermutkraut, Pfefferminze und Pomeranzenschale, 1/4 l Wasser

Zubereitung: 1 gehäuften Teelöffel der Kräutermischung mit kochend heißem Wasser überbrühen und den Tee 10 Minuten lang zugedeckt ziehen lassen, dann abseihen.

▶ Kaltauszug bei Blähungen und Verstopfung

Zutaten: je 20 g Kalmuswurzel und Faulbaumrinde, 10 g Kümmelfrüchte, 5 g Enzianwurzel, 1/4 l Wasser

Zubereitung: Die Drogen zerkleinern und mischen. 2 Teelöffel davon mit kaltem Wasser ansetzen und 12 Stunden ziehen lassen. Anschließend den Tee kurz aufkochen lassen und dann abseihen.

▶ Teemischung bei Blähungen und Krämpfen

Zutaten: je 30 g Pfefferminzblätter und Schafgarbenkraut, je 10 g zerstoßene Kümmel- und Fenchelfrüchte, 1/4 l Wasser

Zubereitung: Die Drogen mischen und 1 bis 2 Teelöffel davon mit kochend heißem Wasser überbrühen, 15 Minuten zugedeckt ziehen lassen. 1 Woche lang morgens und abends 1 Tasse Tee trinken.

Auch das richtige Würzen von Speisen kann die Verdauung fördern. Vor allem scharfe Gewürze, wie beispielsweise Paprika, Cayennepfeffer oder Kurkuma, aktivieren die Verdauungsdrüsen.

Bitterstoffe gegen Gallenblasen- und Leberleiden

Übermäßiger Alkoholkonsum, Tablettenmissbrauch, Giftstoffe, aber auch Virusinfektionen (z. B. Hepatitis) können die Leberfunktion einschränken und zu schweren Schäden führen (Leberzirrhose). Bitterstoffe können Leberfunktionsstörungen zwar nicht heilen, doch zur Vorbeugung oder Linderung von leichteren Beschwerden haben sich Kräuter, wie z. B. Wermut, Chinarinde oder Schafgarbe, bewährt.

▶ Kur mit Wermuttinktur

Zutaten: 20 g Wermutkraut, 100 ml 70-prozentiger Alkohol

Zubereitung: Das Wermutkraut zerkleinern und 10 Tage im Alkohol ziehen lassen. Danach abseihen und in eine dunkle Flasche füllen. 3-mal täglich 20 Tropfen der Tinktur mit etwas Wasser oder Saft am besten 30 Minuten vor den Mahlzeiten einnehmen.

▶ Teemischung zur Vorbeugung von Leberleiden

Zutaten: 40 g Mariendistelfrüchte, je 20 g Löwenzahnwurzel und -kraut, Pfefferminz- und Brennnesselblätter, 10 g Birkenblätter, 1/4 l Wasser

Zubereitung: Die Kräuter mischen und 2 Esslöffel davon mit kaltem Wasser übergießen und langsam zum Sieden bringen. 1 Minute lang kochen lassen und vom Herd nehmen. Danach 10 Minuten lang ziehen lassen. 3-mal täglich 1 Tasse Tee trinken.

Lebererkrankungen sollten nicht auf die leichte Schulter genommen werden. Selbst bei den kleinsten Beschwerden sollte vorsichtshalber immer ein Arzt aufgesucht werden, um gegebenenfalls rechtzeitig behandeln zu können.

Mariendistel, Artischocke und Bitterholz

Mariendistelfrüchte stabilisieren die Außenwand der Leberzellen, fördern den Stoffwechsel der Leber und wirken auf die Leberzellen regenerierend. Bei Leberfunktionsstörungen empfehlen sich standardisierte Fertigpräparate, da sie noch mehr Wirkstoffe enthalten als Tees.

Derzeit steht kein chemischer Wirkstoff mit vergleichbarer Wirkung zur Verfügung! Ebenso haben sich Arzneien mit bitterstoffhaltigen Artischockenblätterextrakten bewährt, und auch das Homöopathikum Quassia (Bitterholzgewächs) ist bei Leberleiden sehr hilfreich.

Funktionseinheit Gallenblase, Gallenwege und Leber

Die Gallenblase und die Gallenwege sind eng mit der Leber verbunden: In der Gallenblase wird der von den Leberzellen produzierte Verdauungssaft (Galle) gespeichert und bei Bedarf über die Gallenwege in den Dünndarm abgegeben. Treten Gallenblasenbeschwerden, wie z. B. Übelkeit, Aufstoßen oder Oberbauchbeschwerden, als Folge einer Unverträglichkeit von fettreichen Nahrungsmitteln auf, ist dies häufig auf eine zu niedrige Gallensaftproduktion zurückzuführen. Dank ihrer anregenden Wirkung auf die Gallensekretion der Leberzellen (choleretischer Effekt) bzw. ihrer Fähigkeit, den Gallenabfluss über die Gallenwege kurzzeitig zu verstärken (cholekinetischer Effekt), können Bitterstoffe helfen.

Viele Bitterpflanzen, die gegen Gallenblasenbeschwerden wirksam sind, finden sich auch in verdauungsfördernden Schnäpsen und Tinkturen. Schnäpse sind nach einem fetten Essen aber nur bei gesunden Menschen zu vertreten. Bittertinkturen hingegen empfehlen sich nicht nur zur Vorbeugung, sondern auch bei ausgeprägten Symptomen.

▶ Gallentropfen

Zutaten: je 100 ml Mariendistel-, Pfefferminz-, Wermut-, Löwenzahn- und Pomeranzentinktur (aus der Apotheke)

Zubereitung: Die Tinkturen miteinander vermischen und 3-mal täglich 15 Tropfen auf 1 Esslöffel warmes Wasser geben und einnehmen. Mit den Tropfen lässt sich die Gallenblase besänftigen.

▶ Kurkumamilch gegen Gallenblasen- und Leberbeschwerden

Zutaten: 1/4 l Vollmilch, 1/4 l Wasser, 1 Messerspitze Kurkuma, 1 TL Honig

Zubereitung: Milch und Wasser in einen Topf geben und erwärmen (nicht kochen lassen). Kurkuma und Honig zufügen und gut umrühren. Täglich 1-mal vor der Hauptmahlzeit trinken.

▶ Teemischung bei Stauungserscheinungen in der Gallenblase

Zutaten: 60 g Odermennigkraut, 30 g Wermutkraut, 1/4 l Wasser

Zubereitung: Die Kräuter mischen, 1 Teelöffel davon mit kochend heißem Wasser überbrühen und 2 Minuten lang ziehen lassen. Den bitteren Tee warm und in kleinen Schlucken trinken.

Bei Beschwerden der Gallenblase oder -wege kann auch »Gallexier«, ein fertiger Kräuterlikör aus dem Reformhaus, eine wirkungsvolle Hilfe sein.

▶ Teemischung mit stark gallensaftanregender Wirkung

Zutaten: je 20 g Pfefferminzblätter, Erdrauch- und Andornkraut, Löwenzahnwurzel, 1/4 l Wasser

Zubereitung: Die Drogen mischen, mit kochendem Wasser überbrühen und 10 Minuten ziehen lassen. Täglich 1 bis 2 Tassen Tee trinken.

Das Immunsystem stärken mit Bitterstoffen

Gesunde Verdauungsorgane und eine gute Verdauung sind auch Zeichen für ein intaktes Immunsystem. Chronische Störungen im Magen-Darm-Trakt zeigen, dass unsere Abwehrkräfte geschwächt und die natürlichen Entgiftungs- und Entschlackungsmechanismen unseres Organismus nicht mehr voll funktionstüchtig sind.

Das Schleimhautimmunsystem

Der menschliche Verdauungstrakt ist etwa acht Meter lang, wobei der Darm mit fünf bis sieben Meter Länge und einer Fläche von fast 400 Quadratmetern das größte Organ des Menschen ist: 80 Prozent unseres gesamten Immunsystems befinden sich auf der Oberfläche des Dickdarms. Bestimmte Antikörper, die so genannten Immunglobuline A, werden fast ausschließlich im Darm gebildet. Die Schleimhaut des Darms ist das wichtigste Verteidigungssystem gegen Giftstoffe, Viren und Bakterien. Erst an zweiter Stelle folgen Leber, Nieren, Lymphe, Lunge und die Hautoberfläche.

Beeinträchtigungen der Darmfunktion

Einseitige Ernährung und Umweltgifte können den Darm massiv daran hindern, Nährstoffe aufzunehmen und krank machende Substanzen zu entgiften und auszuscheiden, so dass Gifte und Abfallstoffe nicht mehr schnell genug abgebaut und ausgeschieden werden können. Diese Störung der natürlichen Darmflora nennt man in der Fachsprache Dysbiose, wobei Blähungen, Verstopfung und Durchfall noch zu den harmloseren Folgeerscheinungen gehören. Langfristig kann ein verschlackter Darm, dessen Speicherkapazität für Schlacken und Gifte ohnehin mit dem Alter abnimmt, zu einer Selbstvergiftung des Körpers führen und schwere Erkrankungen auslösen, wie z. B. Gicht, rheumatische Beschwerden oder Bluthochdruck.

Ist die Schleimhaut des Darms angegriffen, treten sehr häufig Pilzinfektionen in diesem Verdauungsorgan auf. Durch diese Infektionen wird das Immunsystem aber auf Dauer derart überlastet, dass es u. a. zu allergischen Reaktionen oder Autoimmunerkrankungen, wie beispielsweise Neurodermitis, allergischem Asthma, Nahrungsmittelallergien oder einer generellen Abwehrschwäche kommen kann.

Auf die richtige Ernährung kommt es an

Eine ausgewogene, nährstoff- und ballaststoffreiche Ernährung hat eine harmonisierende Wirkung auf das Immunsystem und auf die Darmflora. Insbesondere bei chronischen Störungen reicht es jedoch oftmals nicht aus, die Essgewohnheiten zu ändern. Hier können Kräuter mit Bitterstoffen wertvolle Dienste leisten. Bitterstoffe aktivieren sämtliche basophilen (basisch reagierende) Drüsen des Verdauungstrakts, stabilisieren die Organe selbst und regen insbesondere eine durch die Umwelt geschädigte Darmschleimhaut dazu an, Stoffwechselrückstände wieder vermehrt auszuscheiden. Auch eine Candidatherapie (der Pilz Candida albicans befällt vor allem die Vagina, aber auch die Mundschleimhaut, nässende Haut oder die Darmschleimhaut) kann hervorragend durch Bitterstoffe unterstützt werden; sie vermindern den Heißhunger auf Süßes – die typische Begleiterscheinung einer Antipilzdiät (bei der auf Zucker, Fettes, Alkohol und Weißmehlprodukte verzichtet wird), durch die die oft sehr langwierige Behandlung gegen Darmpilze häufig scheitert.

Das Bittermittel Chinarinde wird wegen seiner kräftigenden und stärkenden Wirkung vor allem für die Genesung von Erschöpfungszuständen und von länger andauerndem Fieber eingesetzt. Bei akuten Fieber-, Kopf- und Gliederschmerzen empfiehlt sich ein Aufguss von 1 Teelöffel der Rinde mit 1/4 Liter Wasser (2-mal täglich 1 Tasse trinken), wobei die Anwendung nicht länger als 3 Tage dauern sollte.

Kräuterbitter harmonisieren eine gestörte Darmflora

In der Apotheke und in Reformhäusern sind bereits fertig zubereitete Kräuterbitter erhältlich, die sich als Immunstimulanzien bei den verschiedensten akuten Beschwerden bewährt haben und direkt auf eine gestörte Darmflora Einfluss nehmen. Achten Sie beim Kauf jedoch darauf, dass das Kräuterelixier Ihrer Wahl einen alkoholischen Auszug enthält, der überwiegend aus bewährten bitterstoffhaltigen Kräutern mit einem Alkoholgehalt von mindestens 59 Prozent besteht und der zudem den vorgegebenen Arzneimittelbedingungen entspricht. Akute Beschwerden, die auf ein geschwächtes Immunsystem zurückzuführen sind, wie beispielsweise grippale Infekte, Virusinfektionen, Magen-Darm-Beschwerden, Blasenentzündungen und sogar Augenentzündungen, können mit einer hohen Dosis Kräuterbitter gelindert werden. Dies gilt ebenso für akute Schübe von Allergien, beispielsweise von Nesselsucht oder Neurodermitis.

▶ Kräuterbitter bei akuten Beschwerden

Zutaten: 25 ml Bittertinktur (aus der Apotheke), 1/2 l Wasser,

3–5 g Askorbinsäure (Apotheke) oder Acerolapulver (Reformhaus)

Zubereitung: Bittertinktur ins gekochte, abgekühlte Wasser geben (bei Kindern das Wasser warm lassen, damit der Alkohol verdunstet) und die Askorbinsäure/das Acerolapulver zufügen. Alle 5 Minuten einen Schluck der Flüssigkeit trinken, bis die Symptome nachlassen.

▶ Andorntee bei akuten Atemwegserkrankungen

Zutaten: 2 TL Andornkraut, 1/4 l Wasser

Zubereitung: Das Andornkraut mit kochend heißem Wasser übergießen und 5 Minuten lang ziehen lassen. 4-mal täglich 1 Tasse Tee trinken, bis die Beschwerden abgeklungen sind.

▶ Teemischung bei Magen-Darm-Leiden

Zutaten: je 40 g Condurangorinde, Angosturarinde und Enzianwurzel, 1/4 l Wasser

Zubereitung: Die Drogen mischen, 2 Teelöffel davon mit kaltem Wasser ansetzen und 6 bis 12 Stunden stehen lassen. Anschließend abseihen und den Tee bis zum Siedepunkt erhitzen. 4 Wochen lang täglich 1 bis 2 Tassen vor den Mahlzeiten trinken. Dieser sehr bittere Tee ist nicht für magenempfindliche Menschen geeignet.

Auch Wermuttee, z. B. in Kombination mit der Einnahme von Vitamin C (Askorbinsäure), ist bei länger dauernden Infektionen hilfreich: 1 Teelöffel Wermutkraut mit 1/4 Liter kochendem Wasser überbrühen, 10 Minuten lang ziehen lassen, abseihen. Der Tee sollte so warm wie möglich getrunken werden.

Kräuterbitter und Kräuterliköre kann man gut selbst herstellen. Durch verschiedene Zutaten lässt sich der bittere Geschmack der Bitterstoffdrogen mildern.

47

Die Vitalität steigern mit Bitterstoffen

Dank ihrer belebenden, leistungssteigernden und verschiedene Stoffwechselprozesse aktivierenden Wirkung haben sich Bittermittel wie Wermut, Chinarinde, Schafgarbe, Tausendgüldenkraut oder die bitterstoffhaltigen Drogen des Kalmus oder Bockshornklees ebenso bei Müdigkeit, körperlichen und geistigen Erschöpfungszuständen wie als unterstützende Maßnahme in der Rekonvaleszenzphase bewährt.

▶ Bitterkräuterkur

Zutaten: 1 Fläschchen Bittertinktur (aus der Apotheke), 1/4 l Wasser
Zubereitung: 10 bis 15 Tropfen der Tinktur ins Wasser geben. 3- bis 6-mal täglich mindestens 6 Wochen lang jeweils 1 Glas trinken.

▶ Tee zur Kräftigung

Wegen seines Chlningehalts ist Chinarindentee nicht zur kurmäßigen Anwendung geeignet, sondern sollte nur sporadisch und keinesfalls länger als drei Tage hintereinander getrunken werden.

Zutaten: 20 g zerschnittene Galgantwurzel oder 20 g zcrkleinerte Chinarinde oder 20 g Tausendgüldenkraut, 1/4 l Wasser
Zubereitung: 1 gestrichenen Esslöffel Galgantwurzel bzw. 1 Teelöffel Chinarinde oder Tausendgüldenkraut mit kochend heißem Wasser überbrühen, 5 bis 10 Minuten ziehen lassen und täglich 1 bis 2 Tassen davon trinken.

▶ Teemischung zur Aktivierung des Stoffwechsels

Zutaten: je 20 g Löwenzahnwurzel und -kraut, Schafgarben-, Sonnenhut- und Honigkleekraut und Mariendistelfrüchte, 1/4 l Wasser
Zubereitung: Die Kräuter mischen, 1 Teelöffel davon mit kochend heißem Wasser überbrühen, 10 Minuten ziehen lassen und abseihen. 2 Wochen lang 2-mal täglich 1 Tasse davon trinken.

▶ Tee zur Belebung und gegen Müdigkeit

Zutaten: 1 gehäufter TL schwarzer Tee, 1/4 l Wasser, 1 Prise gemahlene Ingwerwurzel oder Kardamomsamen
Zubereitung: Die Teeblätter mit kochend heißem Wasser überbrühen und Ingwerwurzel oder Kardamomsamen mit dem Tee verrühren.

▶ Kalmusbad bei Erschöpfungszuständen

Zutaten: 100 g ungeschälte Kalmuswurzel, 1 l Wasser
Zubereitung: Kalmuswurzel 10 Minuten lang im Wasser kochen, abseihen und den Sud dem Badewasser zufügen.

Äußerliche Anwendung von Bitterstoffen

Bei Hauterkrankungen, Wunden, Unterleibskrämpfen oder bei chronischen Gelenk- und Muskelschmerzen, wie sie z. B. mit Gicht oder rheumatischen Beschwerden einhergehen, haben sich äußerliche Anwendungen mit bitterstoffhaltigen Pflanzen, sei es einzeln oder in Kombination, etwa als Kräuterbitterpräparate, bewährt.

▶ Rheumatische Beschwerden: Kalmustinktur, Vollbad mit Ingwerpulver, Salben mit Engelwurz, Einreibungen mit Kräuterbitter

▶ Unterleibskrämpfe, prämenstruelles Syndrom (PMS): Vollbad mit Schafgarbe (auch als fertiger Badeextrakt in der Apotheke erhältlich) oder mit Kalmusaufguss, Einreibungen mit Kräuterbitter

▶ Wunden, Geschwüre, Blutergüsse: Schafgarbentinktur, Kurkumapulver (bei Wunden), Wermuttinktur (Blutergüsse, Geschwüre)

▶ Hautleiden: Bockshornkleeumschläge (Furunkel), Kurkumabrei (Pilzinfektion), Umschläge mit Wegwarte (Hautunreinheiten)

▶ Mundschleimhautentzündungen: Schafgarbentinktur oder Pinselung der betroffenen Stellen mit einem Kräuterbitter

Einreibungen mit Kräuterbittern bei Hautekzemen, Pilzbefall der Haut, Gelenk- und Muskelschmerzen: Einige Tropfen in die Hand oder auf ein Tuch geben und die schmerzende Region mehrmals täglich einreiben. Bei Hautleiden die Tinktur mit Wasser verdünnen.

Zubereitung von Pflanzentinkturen

Zur innerlichen oder zur äußerlichen Anwendung entfalten bitterstoffhaltige Pflanzen ihre Heileffekte als Frischpflanzentinktur besonders gut.

▶ Innerlich angewendet sind in der Regel 1- bis 3-mal täglich etwa 15 bis 20 Tropfen bei akuten Beschwerden sinnvoll. (Wermut- und Schafgarbentinktur sollten jedoch nicht länger als 2 Wochen lang eingenommen werden.)

▶ Bei der Zubereitung von Pflanzentinkturen werden bevorzugt frische Pflanzenteile verwendet. Wurzeln, Rinden, Blätter, Blüten und/oder Früchte in etwa 1 Zentimeter große Stücke schneiden und in ein dunkles Glasgefäß füllen. Anschließend mit 70-prozentigem Alkohol (oder 40-prozentigem Wodka) so weit aufgießen, dass das Pflanzengut mit der Flüssigkeit gerade bedeckt ist. Das Gefäß verschließen und an einen warmen, halbschattigen Ort stellen. Den Ansatz täglich 1-mal gut schütteln. Nach 2 Wochen die Tinktur durch einen Kaffeefilter geben.

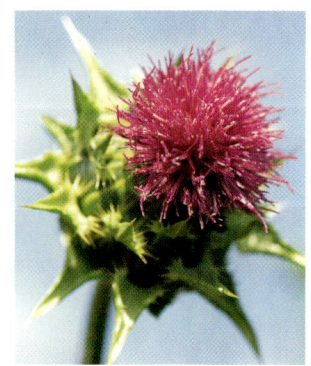

Die Marien- oder Magendistel hat Leberschutzwirkung.

Bitterstoffhaltige Pflanzen von A bis Z

Auf den folgenden Seiten erhalten Sie einen Überblick über erprobte und bewährte bitterstoffhaltige Kräuter und Gewächse, die einzeln oder in Kombination zur Behandlung der verschiedensten Erkrankungen eingesetzt werden können. Je nach Zusammensetzung ihrer Inhaltsstoffe werden sie entweder der Gruppe Amara tonica bzw. Amara pura oder Amara aromatica zugeordnet. Hinzu kommen bitterstoffhaltige Pflanzen, die – wie z. B. der (Weiße) Andorn, Galgant, Hopfen, Löwenzahn oder die Mariendistel – streng phytopharmakologisch betrachtet eigentlich keine echten Bitterstoffdrogen sind, auch wenn bei vielen von ihnen, wie etwa beim Löwenzahn oder Hopfen, Bittersubstanzen zu den Hauptinhaltsstoffen gehören. Neben dem Bitterwert ist der bittere Geschmack ein Hauptkriterium bei der wissenschaftlichen Beurteilung des therapeutischen Nutzens von Bitterpflanzen. Demgegenüber ist der Geschmack des Hopfens oder Löwenzahns tatsächlich eher als herb denn als bitter zu bezeichnen.

Pharmakologisch nicht ganz anerkannt

In diesem Kapitel werden einige Pflanzen ausführlich beschrieben, die nicht zu den »echten« Bitterstoffdrogen gehören. Das liegt zum einen daran, dass der Gehalt an einem oder an mehreren Bitterstoffen in diesen Pflanzen überdurchschnittlich hoch ist. Aus diesem Grund erscheint es sinnvoll, sich über die strengen pharmakologisch-medizinischen Richtlinien hinwegzusetzen und auch jene Pflanzen zu berücksichtigen, die zwar in vielen Pflanzenkundebüchern als Bittermittel, nicht aber im »Deutschen Arzneimittelbuch« als solche gekennzeichnet sind. Im Übrigen sind diese Heilpflanzen meist durchaus für Anwendungsgebiete von medizinischer Bedeutung, wie sie auch für die pharmakologisch anerkannten Bittermittel charakteristisch sind.

(Weißer) Andorn *Marrubium vulgare*

Sonstige Pflanzennamen Mariennessel, Mauerandorn, Gemeinandorn, Weißer Dorant, Weiße Leuchte, Berghopfen

Aussehen Weißfilziger, vierkantiger Stängel mit eiförmigen, elliptischen Blättern, die am Rand kerbig gezähnt sind; der Stamm wird bis zu 60 Zentimeter hoch; die Pflanze der Lippenblütlerfamilie hat einen angenehmen Geruch; die Blätter schmecken scharf und bitter

Vorkommen Der Andorn war ursprünglich in Südeuropa beheimatet, ist aber heute fast in ganz Europa verbreitet. Er wächst an Wegen, Hecken, Zäunen und auf Schutthalden.

Droge Blätter und obere Pflanzenteile, die zur Blütezeit (Juni bis September) gesammelt und getrocknet werden

Inhaltsstoffe Bis zu 1,0 Prozent Marrubiin (ein Diterpenbitterstoff der Labdanreihe), andere Bitterstoffe (z. B. Premarrubiin, Marrubenol), Harze, Schleim, ätherische Öle, Gerbstoffe

Heilkundliche Bedeutung Schleimlösend und auswurffördernd; hilfreich bei Mund- und Rachenentzündungen sowie bei allen akuten und chronischen Atemwegserkrankungen (z. B. Bronchitis, Asthma); steigert die Magensaft- und Gallensekretion; appetitanregend; verdauungsfördernd; wirkt gegen Durchfall, bei Gallenblasen- und Leberleiden; hilft wegen seiner stärkenden und tonisierenden Wirkung auch bei Antriebslosigkeit; äußerlich bei Hautverletzungen

Phytotherapie Schon die Römer und Ägypter schätzten den Andorn als hilfreiches Mittel gegen Husten und andere Krankheiten der Atemwegsorgane sowie als wirksames Gegenmittel gegen Gifte. Hildegard von Bingen hob in ihren naturkundlich-medizinischen Schriften ebenfalls die schleimlösende Wirkung dieser Heilpflanze hervor. Zugleich schrieb sie dem Andorn einen generell zusammenziehenden Effekt auf die Schleimhäute zu, der sich heilsam bei Halsschmerzen auswirke. Der Bitterstoff Marrubiin sowie die anderen in der Pflanze enthaltenen Bitterstoffe regen u. a. die Speichel-, Magensaft- und Gallensekretion an und wirken stärkend und belebend auf den gesamten Organismus.

In der Antike war Andorn ein beliebtes Heilmittel zur Behandlung der verschiedensten Erkrankungen, so z. B. zur Behandlung von Amenorrhö (ausbleibende Menstruation) oder zur Einleitung der Geburt, aber auch zur Linderung von Ohrenschmerzen oder Seitenstechen.

Darreichungsformen Tee (innerlich); Abkochung (innerlich und äußerlich); Sirup; Salbe; Frischpflanzenpresssaft (z. B. zum Gurgeln); auch als Bestandteil von Bitterlikören, -tinkturen und -weinen; Homöopathikum (Marrubium album)

Anwendungen

▶ Andorntee

2 Teelöffel Andornkraut mit 1/4 Liter kochend heißem Wasser überbrühen. Um eine belebende Wirkung zu erzielen, den Aufguss 3 bis 5 Minuten lang ziehen lassen und dann abseihen. Zur Behandlung von Atemwegskatarrhen oder als Begleitmaßnahme bei Asthma bronchiale den Tee etwa 10 bis 15 Minuten lang vor dem Abseihen zugedeckt ziehen lassen. In beiden Fällen mindestens 3-mal täglich 1 Tasse Andorntee trinken.

▶ Teemischung bei Leber- und Gallenblasenbeschwerden

15 Gramm Andornkraut, 10 Gramm Löwenzahnkraut oder -wurzel, 10 Gramm Wermutkraut und 5 Gramm Pfefferminzblätter mischen. 2 Teelöffel der Mischung mit 1/4 Liter kochend heißem Wasser überbrühen. Den Tee 10 Minuten lang zugedeckt ziehen lassen und dann abseihen. Etwa 4 Wochen lang 3-mal täglich 1 Tasse des Leber-Gallen-Tees trinken.

Früher wurde der (Weiße) Andorn ausschließlich wild wachsend gesammelt. Mittlerweile wird er – wenn auch nur in geringen Mengen – angebaut.

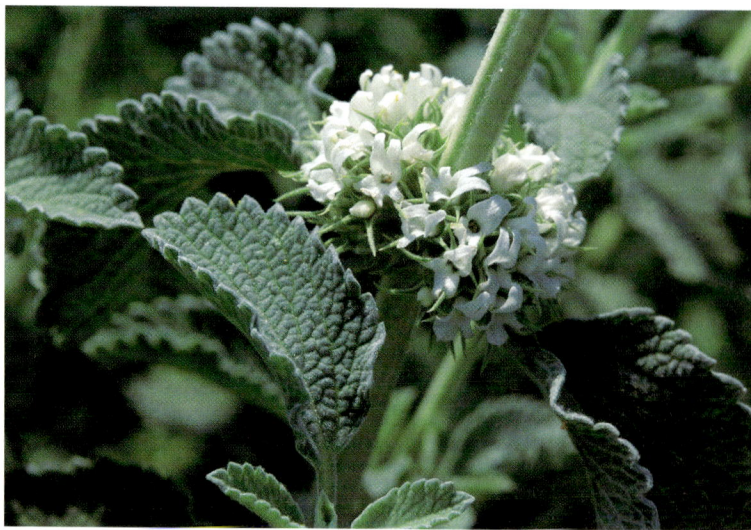

Mit seinen weißen Blüten sieht der Andorn der Taubnessel recht ähnlich.

Beifuß *Artemisia vulgaris*

Sonstige Pflanzennamen Gänsekraut, Wilder Wermut, Sankt-Johannis-Kraut, Buckele, Geißbart

Aussehen Zur Familie der Korbblütler gehörende, widerstandsfähige Pflanze, die bis zu 1,5 Meter hoch wird; bräunlich bis rötlich gefärbter Stängel mit meist stachelspitzigen Blättern; blassgelbe oder braunrötliche Blütenköpfe in traubenähnlicher Anordnung

Vorkommen Der Beifuß kommt in ganz Europa (nicht aber im Süden) vor und wächst an Wegrändern, Zäunen und auf Schutthalden.

Droge Wurzel sowie Blätter und obere Triebe, die zur Blütezeit (Juli bis September) geschnitten, gebündelt und getrocknet werden

Inhaltsstoffe Vulgarin, Psilostachyn (Bitterstoffe vom Typ der Sesquiterpenlaktone), ätherische Öle (1,8-Cineol, Kampfer, Thujon)

Heilkundliche Bedeutung Wurzelsud bei seelischen Verstimmungen, Schlaflosigkeit und Angstzuständen; Kraut wirkt appetitanregend, verdauungsfördernd, reinigend; steigert die Magensaftsekretion; lindert Magen-Darm-Störungen, Mundgeruch und Durchfall; hilft bei Hämorrhoidalleiden, Blasen-, Gallenblasen- und Leberleiden

Phytotherapie Während die TCM den Beifuß von alters her zur Moxibustion verwendet, kannte man ihn in der Antike als sanftes Mittel der Geburtshilfe. Im Mittelalter galt Beifuß als hilfreiche Arznei bei Frauenkrankheiten sowie als Wurmmittel und zur Linderung von Lungen- und Nervenleiden. Hildegard von Bingen schätzte ihn wegen seiner verdauungsfördernden Eigenschaft als Gewürz. (Er macht fette und schwer verdauliche Speisen bekömmlicher.)

Darreichungsformen Tee(-mischung), Kaltauszug, Gewürz; Abkochung der Wurzel; Homöopathikum (Artemisia vulgaris)

Gefahren Bei allergischer Reaktion auf Korbblütler, bei Fieber sowie bei Schwangerschaft darf das Kraut nicht eingenommen werden.

Anwendung

▶ Beifußtee bei Verdauungsstörungen
1 Teelöffel Beifußkraut mit 1/4 Liter kochend heißem Wasser überbrühen und 3 Minuten lang ziehen lassen.

Der Beifuß gilt als das aromatischste Heilkraut der Bitterpflanzengruppe. Eng verwandt mit dem Wermut, der trotz nahezu identischer Wirkeigenschaften im Schatten des Beifußes steht, wird der Beifuß als Heilpflanze und als Gewürz sowohl von der modernen Phytotherapie als auch von der gesunden Küche besonders geschätzt.

Benediktenkraut *Cnicus Benedictus*

Sonstige Pflanzennamen Kardobenediktenkraut, Benediktenwurz, Bitterdistel, Heildistel, Spinnendistel

Aussehen Einjährige, distelartige, längsstreifige, rippige Pflanze der Korbblütlerfamilie, die bis zu 50 Zentimeter hoch wird; ästiger, fünfkantiger, behaarter Stängel mit stacheligen, klebrigen Blättern; in spinnwebartig behaarten Hüllkelchblättern eingebettete Blüten

Vorkommen Das Benediktenkraut ist im Mittelmeergebiet, in Nordamerika und Kleinasien beheimatet und wächst an sonnigen, trockenen, steinigen Stellen, an Ackerrändern und auf Ödland.

Droge Blätter, obere Stängelteile und Blütenstauden, die zur Blütezeit (Juni bis August) gesammelt und getrocknet werden

Inhaltsstoffe Cnicin (ein Bitterstoff mit Sesquiterpenlaktonstruktur), ätherische Öle, Gerbstoffe

Heilkundliche Bedeutung Steigert Speichel-, Magensaft- und Gallensekretion; appetit- und verdauungsfördernd; wirkt gegen Durchfall

Phytotherapie Im Mittelalter wurde das Benediktenkraut u. a. gegen die Pest, aber auch gegen Lungengeschwüre, Brusttumore und Herzstechen eingesetzt. Hildegard von Bingen schätzte seine Heilkraft – im Unterschied zur Mariendistel – dagegen eher gering ein. Wegen seines hohen Bitterstoffgehalts wird das Heilkraut heute bevorzugt zur Linderung von Gallenblasenbeschwerden, Verdauungsstörungen (z. B. Sodbrennen, Völlegefühl) und Durchfall eingesetzt.

Darreichungsformen Tee(-mischung); Bestandteil von Kräuterlikören; Fertigarznei

Gefahren Bei allergischer Reaktion auf Korbblütler sowie bei Nierenentzündungen darf das Kraut nicht eingenommen werden.

Anwendung

▶ Kur gegen Verdauungsstörungen

1 Teelöffel Benediktenkraut mit 1/4 Liter kochend heißem Wasser überbrühen und nach 10 Minuten abseihen. Mindestens 4 Wochen lang 2- bis 3-mal jeweils 30 Minuten vor den Mahlzeiten 1 Tasse lauwarmen Tee trinken.

Zu medizinischen Zwecken wird das einjährige Benediktenkraut vorwiegend im sonnigen Mittelmeergebiet angebaut. Man sät die Pflanzen mit einem Abstand von ca. 30 Zentimetern in Reihen aus und erntet sie zur Blütezeit.

Bitterholzgewächse *Quassia amara/Picrasma excelsa*

Sonstige Pflanzennamen Surinambitterholz und Jamaikabitterholz; Bitterholzbaum, Fliegenholz, Quassiabaum

Aussehen Surinambitterholz (Quassia amara) – zur Familie der Bittereschengewächse gehörender strauchartiger Baum; wird bis zu drei Meter hoch; zweijochig gefiederte Blätter mit geflügeltem Blattstiel; blassrote, traubenartig angeordnete Blüten. Jamaikabitterholz (Picrasma excelsa) – bis zu 20 Meter hoher eschenähnlicher Baum; fünfjochig gefiederte Blätter; aus den kleinen blassweißen bis gelblichen Blüten bilden sich schwarze Steinfrüchte in Kugelform aus

Vorkommen Surinambitterholzgewächse sind in Brasilien, Argentinien, Panama und Kolumbien beheimatet, die Jamaikabitterholzbäume findet man in Ost- und Westindien.

Droge Das weißliche Holz der Äste und Stämme sowie die Rinde, die nach Fällen und Zuschneiden der Bäume getrocknet werden

Inhaltsstoffe Quassiin und Quassol (Bitterstoffe mit Nortriterpenstruktur), Alkaloide

Heilkundliche Bedeutung Appetitanregend; fiebersenkend; wirkt gegen Magen-Darm-Beschwerden sowie bei Gallenblasen- und Leberentzündungen, Fettleber, Gelbsucht und Gicht

Phytotherapie Von den brasilianischen Ureinwohnern und den indianischen Medizinmännern wurde das Bitterholz traditionell bei Wurmbefall sowie als fiebersenkendes Mittel eingesetzt. Die europäische Volksmedizin kennt das Bitterholz erst seit Anfang des 19. Jahrhunderts. Quassia ist ein wichtiges Homöopathikum bei Leberleiden.

Darreichungsformen Tee(-mischung); Kaltauszug; Bestandteil von Tinkturen, Extrakten; Homöopathikum (Quassia)

Gefahren Magenreizungen und Erbrechen bei Überdosierung; bei Schwangerschaft darf das Bitterholz nicht eingenommen werden

Anwendung

▶ Bitterholztee bei Gicht

1/2 Gramm geschnittenes Bitterholz mit 1/4 Liter Wasser überbrühen, nach 20 Minuten abseihen, den Tee 2-mal täglich trinken.

Früher nannte man Bitterholz auch Fliegenholz und setzte es als Insektizid ein. Mittlerweile ist diese Anwendung aber in Vergessenheit geraten.

Bitterklee *Menyanthes trifoliata*

Der Bitterklee gehört nicht, wie man aufgrund seines Namens vielleicht meinen könnte, zu den Kleearten, sondern zu den Enziangewächsen.

Sonstige Pflanzennamen Fieberklee, Sumpfklee, Wasserklee, Gallkraut, Ziegenlappen, Hasenohr

Aussehen Unter Naturschutz stehende, wild wachsende Sumpfpflanze aus der Familie der Menyanthaceae; ihr Stängel wird bis zu 30 Zentimeter hoch; lang gestielte, dreizählige Blätter; rötlich weißliche Blüten mit trichterförmiger Krone

Vorkommen Der Bitterklee ist in Europa, Asien und Nordamerika beheimatet und wächst in Sümpfen, an Seeufern, Wiesen- und Waldgräben sowie auf dem Boden von Gewässern.

Droge Blätter, die zur Blütezeit (Mai bis Juli) geerntet und getrocknet werden

Inhaltsstoffe Menyanthin (Bitterstoffglykosid), Flavonoide, Gerbstoffe, Pektin, Saponin, Glykoalkaloide, ätherische Öle

Heilkundliche Bedeutung Steigert Speichel- und Magensaftproduktion; appetitanregend; fördert den Gallenabfluss; fiebersenkend; wirkt tonisierend; hilft bei Verdauungsstörungen, lindert rheumatische Beschwerden und Gicht; die Homöopathie kennt ihn als Mittel gegen neuralgische Schmerzen (z. B. Trigeminusneuralgie), Muskelkrämpfe und Kopfschmerzen

Als Hausmittel ist Bitterklee vor allem als Fieberklee bekannt. Es gibt allerdings keine Hinweise darauf, dass die Inhaltsstoffe eine fiebersenkende Wirkung haben.

Phytotherapie Früher wurde Bitterkleetee vor allem zur Senkung von Fieber, bei rheumatischen Beschwerden und Gicht, aber auch bei Unterleibsentzündungen verordnet. Heute schätzt die Volksmedizin die Droge vor allem zur Linderung von Verdauungsstörungen (z. B. bei Sodbrennen, Verstopfung, Magen- und Darmkrämpfen) und Gallenblasenleiden.

Darreichungsformen Tee(-mischung); Kaltauszug; Homöopathikum (Menyanthes)

Anwendung

▶ Teemischung bei Magen-, Darm- und Gallenblasenbeschwerden
15 Gramm Bitterkleeblätter, 10 Gramm Pfefferminzblätter und 5 Gramm Schafgarbe mischen. 1 Teelöffel davon mit 1/4 Liter kochend heißem Wasser überbrühen, nach 5 Minuten abseihen.

Chinarinde *Cinchona pubescens*

Aussehen Der zur Familie der Rötegewächse (Rubiaceae) gehörende Chinabaum wird bis zu 30 Meter hoch; schlanker Stamm mit eiförmigen Laubblättern; rötliche, eng nebeneinander stehende Blüten

Vorkommen Der Chinabaum ist in den Schluchten der Anden im westlichen Teil Südamerikas beheimatet und wächst auf einer Höhe zwischen 800 und 2500 Metern.

Droge Rinde von Stamm und Ästen, die getrocknet wird

Inhaltsstoffe Chinin und Chinidin (bittere Alkaloide), Bitterstoffglykoside, Chinasäure, Gerbstoffe

Heilkundliche Bedeutung Tonisierend; kräftigend; steigert Speichel- und Magensaftsekretion; appetitanregend; fiebersenkend; blutreinigend; wirkt gegen Malaria, Grippe, Bronchitis, Gicht und Herzjagen

Phytotherapie Die Indianer verwenden Chinarinde seit jeher zur Behandlung von fiebrigen Erkrankungen, aber auch zur Behandlung von Höhenkrankheit sowie als Blutreinigungs- und Bittermittel. Hierzulande wurde das in der Chinarinde enthaltene Chinin bei Malaria eingesetzt. Zudem ist Chinarinde als reines Bittermittel Bestandteil von Kombinationspräparaten, die zur Therapie von Leber-, Gallenwegs- sowie Magen-Darm-Erkrankungen verabreicht werden. In der Homöopathie ist Chinarinde ein wichtiges Mittel zur Rekonvaleszenz, bei periodisch auftretenden Kopfschmerzen, Fieber, Bronchitis, Keuchhusten, Magen-, Darm- und Gallenblasenbeschwerden.

Darreichungsformen Tee(-mischung); Kaltauszug; Wein; Tinktur; Bestandteil von galenischen Zubereitungen; Homöopathikum (China)

Gefahren In der Schwangerschaft oder bei Magen- und Zwölffingerdarmgeschwüren darf Chinarinde nicht eingenommen werden. In manchen Fällen kann es zu Überempfindlichkeitsreaktionen (Fieber, Hautausschläge) kommen.

Anwendung

▶ Chinarindentee zur Anregung der Magensaftproduktion
1 Teelöffel Chinarinde mit 1/4 Liter Wasser überbrühen, ca. 30 Minuten lang ziehen lassen. 3-mal täglich 1 Tasse Tee trinken.

Vorsicht bei einer Überdosierung der Substanz Chinin! In größeren Dosen kann Chinin Vergiftungserscheinungen hervorrufen, wie z. B. Schwindelanfälle, Übelkeit, Erbrechen, Hör- und Sehstörungen. In schweren Fällen kann es sogar zum Tod durch Atem- und Herzstillstand kommen.

Condurangorinde *Marsdenia condurango*

Aussehen Der Condurangostrauch ist eine Liane und gehört zur Familie der Seidenpflanzengewächse (Asclepiadaceae). Die als Droge genutzte Rinde des Kletterstängels sowie der Äste und Zweige ist grau. Der Stamm kann einen Durchmesser von bis zu zehn Zentimetern erreichen. Die jüngeren Kletteräste sind mit rostfarbenem, feinem Haarfilz und mit kurzstieligen, eiförmigen Blättern bedeckt.

Vorkommen Der Condurangostrauch ist in Südamerika, in Ecuador, Peru und Kolumbien beheimatet.

Droge Die Rinde junger Äste und Stämme, die getrocknet wird

Inhaltsstoffe Condurangin (Bitterstoff mit Steroidglykosidstruktur), Flavonoide, Harze, ätherische Öle, Cumarine

Heilkundliche Bedeutung Appetitanregend; tonisierend; steigert Speichel- und Magensaftsekretion; wirkt bei Verdauungsstörungen, Gastritis und Gallenblasenbeschwerden

Phytotherapie Die Condurangorinde gilt als eines der wichtigsten und vielseitigsten indianischen Heilmittel, das zur Behandlung von Verdauungsstörungen, Magen-, Gallenblasen- und Darmbeschwerden, aber auch von inneren und äußeren Geschwüren, Schlangenbissen, Neuralgien und Geschlechtskrankheiten und sogar bei Magenkrebs herangezogen wird. Hierzulande ist die Pflanze erst seit Ende des 19. Jahrhunderts bekannt, wobei sie als ausgesprochene Bitterdroge vorwiegend bei Appetitlosigkeit, verminderter Verdauungssaftproduktion und allgemeinen Schwächezuständen eingesetzt wird.

Darreichungsformen Kaltauszug; Wein; Tinktur; Homöopathikum (Condurango)

Anwendung

▶ Condurangowein zur Magenstärkung

Ca. 70 Gramm der Rinde in 700 Milliliter schweren Wein (z. B. Madeira) geben und den Ansatz mindestens 1 Woche lang an einem warmen Platz stehen lassen, anschließend abseihen. Die Flasche täglich 1-mal schütteln. 1/2 Stunde vor jeder Hauptmahlzeit 1 Likörglas dieses Weins trinken.

Da der Bitterstoff Condurangin in heißem Wasser nicht löslich ist, muss die Rinde vor der Anwendung einem Kaltauszug unterzogen werden: Für 1 Tasse Condurangotee etwa 2 Teelöffel Condurangorinde mit 1/4 Liter kaltem Wasser übergießen und die Mischung einige Stunden bei Zimmertemperatur stehen lassen. Nach dem Abseihen den Kaltauszug erhitzen (um Keime abzutöten), abkühlen lassen und dann lauwarm trinken.

Engelwurz *Angelica archangelica*

Sonstige Pflanzennamen Angelika, Engelswurz, Erzengelwurz, Brustwurz, Gartenangelik, Heiligenbitter, Heiligenwurz, Zahnwurz

Aussehen Zur Familie der Doldengewächse gehörende Pflanze, die bis zu zwei Meter hoch wird; der Stamm erreicht einen Durchmesser von bis zu zehn Zentimetern; die Blätter sind hellgrün, groß, kahl und bis zu dreifach fiederteilig; die Blütendolden sind ausladend groß, 20- bis 40-strahlig und grünlich bis gelblich weiß; nach einmaligem Blühen stirbt die Pflanze ab

Vorkommen Die Engelwurz ist in Nordeuropa und Nordindien beheimatet und bevorzugt feuchte, schattige Standorte, wie z. B. feuchte Wiesen oder Flussufer.

Droge Wurzelstock, der im Frühjahr oder zu Beginn des Winters ausgegraben und getrocknet wird; Angelikaöl, das mittels Wasserdampfdestillation ebenfalls aus den Wurzeln gewonnen wird

Inhaltsstoffe Sesquiterpene (Bitterstoffe), ätherische Öle, Gerbstoffe, Harz, Furanocumarine, Cumarine

Heilkundliche Bedeutung Blutreinigend; schweiß- und harntreibend; desinfizierend; aufbauend; beruhigend; mild schleimlösend; abwehrsteigernd; appetitanregend und magenstärkend; steigert Speichel-, Magensaft- und Gallensekretion; wirkt bei Schlafstörungen, Nervosität und Angstzuständen ebenso wie bei Verdauungsstörungen, Völlegefühl, Blähungen, Gastritis, Magen-Darm-Krämpfen; hilft auch bei rheumatischen Beschwerden, Gicht und Neuralgien

Phytotherapie Im Mittelalter galt die Engelwurz als wichtiges Vorbeugungsmittel gegen Ansteckung. Während der Pestepidemie nahmen Ärzte Wurzelstücke zu ihren Patienten mit, in die sie während der Untersuchung immer wieder hineinbissen, um sich vor der tödlichen Krankheit zu schützen. Zudem galt die Heilpflanze als wichtiges Heilmittel gegen Husten, Magen-Darm-Störungen, Nervenleiden, rheumatische Beschwerden und Krämpfe bei Kindern. Die moderne Phytotherapie schätzt die Heilpflanze als sehr hilfreich bei Verdauungsstörungen, vor allem wenn die Neigung zu einem Reizmagen oder zu Blähungen besteht. Außerdem ist das Angelikaöl Bestandteil

Vorsicht beim Sammeln von Engelwurz: In der Familie der Doldengewächse gibt es sehr viele Giftpflanzen, so z. B. den giftigen Wasserschierling, dessen Wurzel der der Engelwurz sehr ähnlich ist. Es ist deshalb wichtig, die Pflanze genau zu bestimmen, bevor man den Wurzelstock ausgräbt.

der Aromatherapie und wird z. B. bei seelischen Verstimmungen, Abgeschlagenheit und Angstzuständen, aber auch bei rheumatischen Beschwerden und Gicht eingesetzt.

Darreichungsformen Tee(-mischung); Kaltauszug; Tinktur; Wein; Likör; Bestandteil von verschiedenen galenischen Zubereitungen, z. B. von Kräuterelixieren; Aromaöl; Badezusatz; Bestandteil von Salben; Homöopathikum (Angelica archangelica)

Gefahren Die in der Engelwurz enthaltenen Furanocumarine können bei längerer Einnahme lichtempfindlich machen und bei UV-Bestrahlung zu Hautreizungen führen. Bei Magen- oder Darmgeschwüren darf Engelwurz auf keinen Fall eingenommen werden. Eine Überdosierung kann zu einer Lähmung des zentralen Nervensystems führen.

Anwendung

▶ Engelwurzbad bei rheumatischen Beschwerden

1 1/2 Liter Wasser zum Kochen bringen, 150 Gramm Engelwurz zugeben und das Ganze etwa 20 Minuten lang bei geringer Hitze kochen lassen. Flüssigkeit durch einen Filter abseihen und den Sud ins Badewasser geben. Mehrere Wochen lang 1- bis 2-mal wöchentlich für 10 bis 15 Minuten bei 35 bis 38 °C baden.

> **Angelikaöl wird auch Angst- und Kraftöl genannt, weil es bei ängstlichen Menschen die Angst lindern, ihnen wieder Kraft geben und generell das Nervensystem stärken kann. 1 bis 2 Tropfen Angelikaöl auf ein Taschentuch geträufelt, an dem man immer wieder schnuppert, wirken sofort stärkend und entspannend zugleich.**

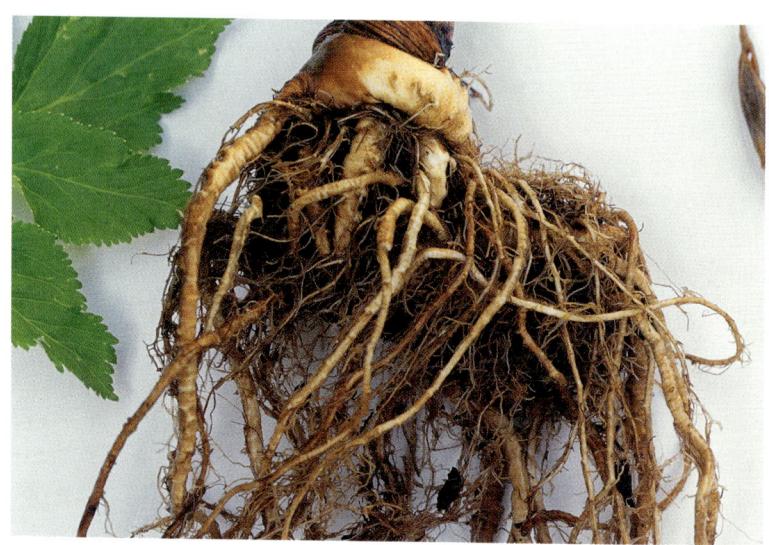

Angelika oder Engelwurz: Nur der Wurzelstock hat heilkräftige Wirkung.

Galgant *Alpinia officinarum*

Aussehen Zur Familie der Ingwergewächse gehörende und dem Ingwer sehr ähnelnde Pflanze, die 1,5 Meter hoch wird; bis zu 30 Zentimeter lang werdende längliche Blätter und weiße Blüten

Vorkommen Die Galgantpflanze ist in Südchina beheimatet.

Droge Wurzelstock, der erst nach einer Entwicklungszeit von zehn bis zwölf Jahren im Spätsommer und im Frühherbst ausgegraben, segmentiert und getrocknet wird

Inhaltsstoffe Ätherische Öle mit Cineol und Eugenol, Scharfstoffe (Galangol und Alpinol), bittere Flavonderivate

Heilkundliche Bedeutung Appetit- und verdauungsanregend; steigert Speichel-, Magensaft- und Gallensekretion; entzündungshemmend; krampflösend; antibakteriell; wirkt bei Magen- und Darmbeschwerden, Blähungen und Reisekrankheit

Phytotherapie Während sie in der Antike unbekannt war, gehört die Galgantwurzel in der arabischen, indischen und chinesischen Medizin zu den ältesten bekannten Heilmitteln. Auch in der Hildegard-Heilkunde spielt sie eine wichtige Rolle. Dort wird sie als hilfreiches Mittel bei Herzschmerzen, Fieber, krampfartigen Zuständen, Kreislauf- und Magen-Darm-Problemen geschätzt; sie zeigt auch bei Konzentrationsstörungen und Leistungsabfall gute Erfolge. Heute wird die Droge vorwiegend als Therapeutikum bei Appetitlosigkeit und Magen-Darm-Beschwerden genutzt. Wegen seiner scharfen Hauptwirkstoffe ist der Galgant ein Amarum acrium, wird jedoch in manchen Fachbüchern auch als aromatisches Bittermittel geführt.

Darreichungsformen Tee(-mischung); Kaltauszug; Tinktur; Bestandteil verschiedener galenischer Zubereitungen; Gewürz

Anwendung

▶ Galgantwurzeltee bei Verdauungsbeschwerden

1 Esslöffel zerschnittene Galgantwurzel mit 1/4 Liter kochend heißem Wasser überbrühen, 10 Minuten ziehen lassen und abseihen. 3-mal täglich 1 Tasse Tee trinken. Bei Appetitlosigkeit ebenfalls jeweils 30 Minuten vor den Mahlzeiten 1 Tasse Galgantwurzeltee trinken.

Die indonesische und chinesische Küche schätzt Galgant als scharf-aromatisches Gewürz, das Gemüseeintöpfe, Rinderbraten und Gulasch auf köstliche Weise verfeinert. Hierzulande gilt es, die würzenden Eigenschaften von Galgant erst noch zu entdecken.

Gelber Enzian *Gentiana lutea*

Sonstige Pflanzennamen Bitterwurzel, Bergfieberwurzel, Ritterwurz, Gelbsuchtwurz, Darmwurz, Sauerwurz

Aussehen Ausdauernde, mit einem langen, dicken Wurzelstock ausgestattete Pflanze, die zur Familie der Enziangewächse gehört; kahler, aufrechter und bis zu 80 Zentimeter hoch werdender Stängel mit eiförmigen, glatten, zugespitzten Blättern, die mit bläulich grünen Linien durchzogen sind, und gelben Blüten, die von Juli bis August blühen. Gelben Enzian findet man heutzutage nur noch sehr selten; er steht deshalb unter Naturschutz und darf nicht gesammelt werden! In manchen Gegenden gelingt es, ihn im Garten anzubauen.

Vorkommen Der Gelbe Enzian ist hierzulande auf Alpenwiesen und im Schwarzwald sowie in den Gebirgen Mittel- und Südeuropas beheimatet und bevorzugt Kalkböden.

Droge Wurzelstock, der im Frühjahr oder im Spätherbst ausgegraben und getrocknet wird

Inhaltsstoffe Gentiopicrin und Amarogentin (Secoiridoidbitterstoffe), Farbstoffe, Gerbstoffe, Zucker (Glukose, Fruktose, Saccharose)

Heilkundliche Bedeutung Steigert Speichel-, Magensaft- und Gallensekretion; appetitanregend; tonisierend; verdauungsfördernd; entblähend; wirkt bei Magen-Darm-Krämpfen und -Erschlaffungszuständen sowie bei Leber- und Gallenblasenleiden

Phytotherapie Schon die alten Griechen schätzten den Gelben Enzian als wichtigstes Bittermittel bei Magen-, Darm-, Gallenblasen- und Leberleiden. Außerdem wurde die Wurzel der Pflanze gegen den Biss giftiger Tiere, zur Behandlung von Wunden und sogar bei Sturzverletzungen verabreicht. Hochkonjunktur hatte die Heilpflanze im Mittelalter. Es gibt kein Rezeptbuch aus jenen Tagen, in dem der Enzian nicht erwähnt wurde. Als Bestandteil der im Mittelalter so beliebten Tinctura amara hatte der Enzian zudem den Stellenwert eines Universalheilmittels, das praktisch sämtliche körperlichen (und seelischen) Beschwerden lindern oder sogar heilen konnte. Hildegard von Bingen empfahl ihn überdies als Mittel gegen Herzschmerzen. Auch

Der Enzian gehört zu den reinen Bittermitteln, den Amara pura, und hat einen sehr hohen Bitterwert – aber gerade das macht ihn bei Blähungen und Völlegefühl so wertvoll.

heute noch gehört die Enzianwurzel zu den am meisten genutzten Bitterdrogen. Neben der Zubereitung als Tee oder der Destillation zu Enzianschnaps sind auch die in der Apotheke erhältlichen Enziantropfen und -tinkturen häufig verordnete Phytopharmaka, die hilfreich gegen Verdauungsstörungen sind, insbesondere gegen jene, die auf eine verminderte Magensaftsekretion zurückzuführen sind.

Darreichungsformen Tee(-mischung); Kaltauszug; Tropfen; Tinktur; Schnaps; Bestandteil verschiedener galenischer Zubereitungen; Homöopathikum (Gentiana lutea)

Gefahren In der Schwangerschaft, bei Bluthochdruck sowie bei Magen- und Zwölffingerdarmgeschwüren sollten enzianhaltige Mittel generell nicht eingenommen werden. Manche Menschen reagieren auf den Bitterstoff Amarogentin allergisch und bekommen davon Kopfschmerzen.

Anwendung

▶ Enziantee bei Verdauungsbeschwerden

1 Teelöffel zerkleinerte Enzianwurzel mit 1/4 Liter kaltem Wasser übergießen; den Aufguss langsam erhitzen und 5 Minuten leicht kochen lassen. Nach dem Abseihen den Enziantee in kleinen Schlucken lauwarm trinken, am besten täglich 2- bis 3-mal vor den Mahlzeiten.

Dank des hohen Gehalts an Amarogentin, dem bittersten bisher bekannten Naturstoff, ist der Bitterwert des Gelben Enzians im Vergleich zu allen anderen Bitterkräutern am höchsten.

Die Wurzel des gelb blühenden Enzians ist Bestandteil vieler Verdauungsschnäpse.

Hopfen *Humulus lupulus*

Sonstige Pflanzennamen Bierhopfen, Zaunhopfen, Hopfenzapfen, Hupfen, Wilder Hopfen, Hoppen

Aussehen Ausdauerndes, krautartiges Schlinggewächs aus der Familie der Hanfgewächse; der bis zu sechs Meter hoch wachsende Stängel ist mit Haaren besetzt und hat lang gestielte, tief gespaltene, raue Laubblätter; aus zapfenartigen Blütenständen bilden sich eiförmig grünlich gelbe Hopfendolden aus, die im Juli und August blühen

Vorkommen Wild wachsend in den Auwäldern Mitteleuropas, wo er an feuchten Gebüschen, Ufern, Waldrändern und Hecken zu finden ist; angebaut wird Hopfen vor allem in Bayern.

Droge Hopfendrüsen, die als grüngelbes, leicht klebriges Pulver gewonnen werden, und Hopfenzapfen, die im September geerntet und getrocknet werden

Inhaltsstoffe Bitterstoffe Humulon und Lupulon sowie ätherische Öle, Harz, Gerbstoffe, Flavonoide, Polysaccharide, Mineralstoffe

Heilkundliche Bedeutung Antibakteriell; appetitanregend; verdauungsfördernd; steigert Speichel-, Magensaft- und Gallensekretion; harntreibend; beruhigend; schlaffördernd; wirkt bei leichten depressiven Verstimmungen, Angstzuständen und nervösen Unruhezuständen; hat eine anregende Wirkung auf den weiblichen Zyklus und hilft bei Blasen- und Nierenleiden

Phytotherapie Der Hopfen wird zu Unrecht eng mit der Geschichte des Biers verknüpft. Als Heilpflanze ist er um einige tausend Jahre älter als die Bierbrauerkunst und galt schon in der Antike als Mittel mit verdauungsfördernden, beruhigenden Eigenschaften. Im Mittelalter stand seine antibakterielle Eigenschaft im Vordergrund, weshalb er nicht zuletzt als aromatisches Konservierungsmittel des Biers geschätzt wurde. Als Arznei nennen mittelalterliche Kräuterbücher den Hopfen als hilfreiches Mittel bei Verdauungsschwäche, Gallenblasen- und Leberleiden. Wegen seiner harntreibenden Wirkung wurde Hopfen zudem als wirksames Mittel bei Blasen- und Nierenleiden empfohlen. Hildegard von Bingen stand dem Hopfen allerdings eher

Es gibt zahlreiche Möglichkeiten, die Wirkstoffe des Hopfens zu nutzen. Hopfentee, -tinkturen und -bäder gelten z. B. als bewährte Schlafmittel. Kaltauszüge aus Hopfen beruhigen und entspannen den gereizten Magen. Hopfentee wird auch zur Steigerung des Appetits eingesetzt.

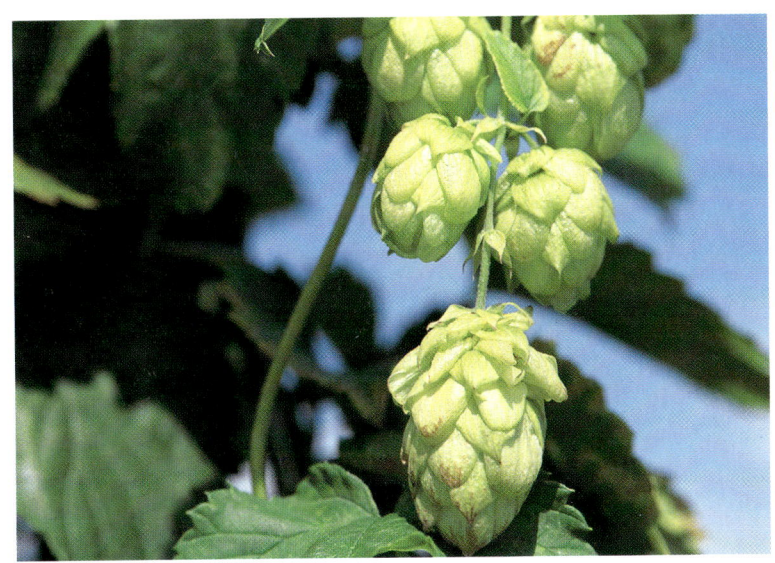

Hopfen wirkt beruhigend. Man kann die Kletterpflanze übrigens recht gut im Garten ziehen.

kritisch gegenüber, da er nach ihren Beobachtungen die Melancholie im Menschen verstärke und traurig mache. Heute konzentriert sich die Phytotherapie vor allem auf die beruhigenden, schlaffördernden Eigenschaften der Hopfendrogen, weshalb sie als Tee oder Tinktur in erster Linie zur Behandlung von leichten Schlafstörungen, depressiven Verstimmungen und auch bei Angstzuständen eingesetzt werden.

Darreichungsformen Tee(-mischung); Bier (als aromatisierender und konservierender Zusatz); Tinktur; Fertigarznei; Homöopathikum (Humulus lupulus)

Anwendungen

▶ Hopfen-Baldrian-Tee bei Schlafstörungen

1 gehäuften Teelöffel Hopfenzapfen und 1/2 Teelöffel Baldrianwurzel mit 1/4 Liter kochend heißem Wasser überbrühen, 10 bis 15 Minuten zugedeckt ziehen lassen, abseihen. 2- bis 3-mal täglich 1 Tasse dieses Tees trinken, die letzte Tasse kurz vor dem Zubettgehen. Die Kur so lange fortsetzen, bis die Schlafstörungen abgeklungen sind.

▶ Hopfenbad

1 bis 2 Hand voll Hopfenzapfen ins Badewasser (etwa 35 bis 38 °C) geben und maximal 10 Minuten baden.

Hopfenzapfen und Hopfendrüsenschuppen, die länger als ein Jahr gelagert oder zu feucht gelagert wurden, besitzen niedrigere Anteile an Humulon und Lupulon. Allerdings entsteht bei der Lagerung das pharmakologisch aktive 2-Methyl-3-buten-2-ol, auf das die beruhigende Wirkung der Heilpflanze zurückzuführen ist.

Kalmus *Acorus calamus*

Sonstige Pflanzennamen Ackerwurz, Deutscher Zitwer, Deutscher Ingwer, Echter Kalmus, Gewürzkalmus, Magenwurz, Schwerthenwurzel, Chalmis

Aussehen Zur Familie der Aronstabgewächse gehörende Sumpfpflanze, die mit einem etwa drei Zentimeter dicken Wurzelstock in der Erde verankert ist; die Staude wird bis zu einem Meter hoch, sie hat schwertförmige Blätter und treibt im Juni und Juli 10 bis 20 Zentimeter lange Blütenkolben aus

Vorkommen Der Kalmus ist in Süd- und Ostasien beheimatet. Er wächst auf dunkler, feuchter Moorerde, meist nahe an oder in Gewässern oder an waldigen Sumpfstellen.

Droge Wurzelstock, der im Spätsommer und Frühherbst geerntet, zerschnitten und getrocknet wird

Inhaltsstoffe Akorin, Sesquiterpene und andere Bitterstoffe; ätherische Öle, Gerbstoffe

Heilkundliche Bedeutung Appetitanregend; tonisierend; verdauungsfördernd, steigert Speichel-, Magensaft- und Gallensekretion; wirkt bei Reizmagen sowie bei Darm-, Gallenblasen- und Leberleiden, hilft bei Erschöpfungs- und Schwächezuständen; äußerlich bei rheumatischen Beschwerden, Schleimhaut- und Hauterkrankungen und Kopfschuppen

Phytotherapie Altpersische Schriften belegen, dass der Kalmus bereits im 7. Jahrhundert v. Chr. als hervorragendes Magenmittel geschätzt wurde. Doch auch in China und Indien kennt man die Heilpflanze seit Urzeiten. Die ayurvedische Medizin verwendet Kalmus u. a., um das Denk- und Konzentrationsvermögen zu verbessern sowie Gehirn und Nerven zu stärken; die TCM schätzt Kalmus als wichtige Arznei bei Störungen des Verdauungssystems. Die Indianer kauten kleine Kalmuswurzelstücke, um auf diese Weise seine aphrodisierende Wirkung zu nutzen. Bei den Naturvölkern wird Kalmus auch zur Behandlung von Brandwunden herangezogen. Vermutlich wurde der Kalmus erst in der zweiten Hälfte des 16. Jahrhunderts nach

Der Kalmus gehört zur Gruppe der Amara aromatica und hat sich deshalb generell bei Appetitlosigkeit, Magen-, Darm- und Gallenblasenbeschwerden sowie zur allgemeinen Anregung des Verdauungstrakts bewährt. Außerdem hilft er bei Erschöpfungszuständen.

Westeuropa eingeführt. Seitdem kennt man ihn auch hierzulande als aromatisches Bittermittel, das bei Appetitlosigkeit, Magen-, Darm- und Gallenblasenbeschwerden hilfreich ist. In der Volksmedizin wird er zudem zur Behandlung von Kopfschuppen und Hautausschlägen verwendet. Kalmustinkturen haben sich bei rheumatischen Beschwerden bewährt.

Darreichungsformen Tee(-mischung); Kaltauszug; Tinkturen; Trockenextrakt; Mund- und Gurgelwasser; Aromaöl

Gefahren Europäische Kalmusarten enthalten – wenn auch nur in sehr geringen Spuren – Beta-Asaronreiches ätherisches Öl, das im Verdacht steht, Krebs erregend zu sein. Wenn man also nicht auf amerikanische Sorten zurückgreifen kann, die frei von Beta-Asaron sind, sollte man auf eine längerfristige Anwendung von Kalmus verzichten. In der Schwangerschaft darf Kalmus nicht eingenommen werden.

Anwendung

▶ Kalmustee bei Reizmagen

1 Esslöffel klein geschnittene Kalmuswurzel mit 1/4 Liter Wasser 2 Stunden lang kalt ansetzen, dann bis zum Siedepunkt erhitzen und abseihen. 2-mal täglich 1 Tasse aufgewärmten Kalmustee trinken, bis die Beschwerden abgeklungen sind.

Kalmus wird ausschließlich wild wachsend gesammelt. Er riecht und schmeckt aromatisch und reguliert den Stoffwechsel auf sanfte Weise.

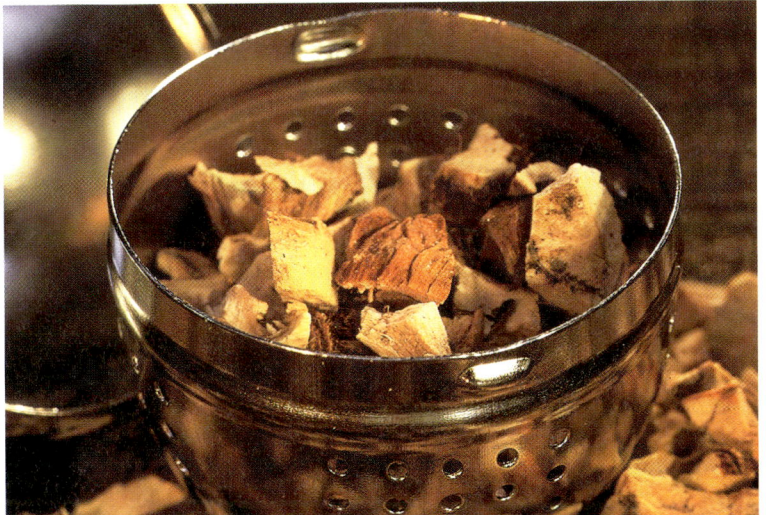

Heilende Kraft der Wurzeln: Kalmustee sollte kalt angesetzt werden, da den Wurzeln auf diese Weise die Wirkstoffe besser entzogen werden.

Kurkuma (Gelbwurz) *Curcuma longa*

Sonstige Pflanzennamen Gelbwurzel, im Ayurveda: Haldi

Aussehen Kurkuma gehört zur Familie der Ingwergewächse (Zingiberaceae). Die Pflanze wird bis zu einem Meter hoch und besteht aus einer Hauptknolle, die unter der Erde lange Wurzeln mit knolligen Verdickungen entwickelt, sowie grünen Blattbündeln mit einem 20 bis 25 Zentimeter hohen Blütenstand.

Vorkommen Kurkuma wird in Ostindien, in Südchina sowie in anderen tropischen und subtropischen Gebieten angebaut.

Droge Wurzelstock, der Ende Dezember, Anfang Januar geerntet, gereinigt, in kochendes Wasser getaucht und dann getrocknet wird

Inhaltsstoffe Bitterstoffe, ätherische Öle, Kurkumin, Stärke

Heilkundliche Bedeutung Appetitanregend; verdauungsfördernd; tonisierend; steigert Speichel-, Magensaft- und Gallensekretion; leberschützend; entzündungshemmend; blutreinigend; wirkt bei Magen- und Darmbeschwerden, die mit einer verminderten Gallenausscheidung einhergehen; bei Gallenblasen- und Leberleiden; äußerlich bei Wunden, Hautentzündungen und -flechten

Phytotherapie Kurkuma gehört zu den ältesten Heilpflanzen. Seit rund 4000 Jahren wird er im indischen Ayurveda als Gewürz und Heilmittel eingesetzt. Auch in der TCM spielt die Droge seit jeher eine wichtige Rolle. Als wirksames Mittel zur Behandlung von Hautverletzungen, Atemwegserkrankungen, zur Menstruationsförderung, bei Koliken und Blutungen hat sie in China den Status eines Universalheilmittels. Hierzulande verwendet man sie in erster Linie zur Linderung von Magen-, Darm- sowie Gallenblasen- und Leberleiden.

Darreichungsformen Pulver; Gewürz; Homöopathikum (Curcuma)

Gefahren Bei Verschluss der Gallenwege, Gallensteinen und entzündlichen Magenleiden sollte die Droge nicht eingenommen werden.

Anwendung

▶ Kurkumawurzelpulver zur Förderung der Gallensekretion

3-mal täglich 0,5 Gramm Kurkumawurzelstock (als Pulver in der Apotheke erhältlich) pur oder mit einer Oblate einnehmen.

Zur Gattung Curcuma aus der Familie der Ingwergewächse gehören etwa 40 Arten. Dabei ist die bekannteste wohl die Javanische Gelbwurz (Curcuma xanthorrhiza). Der Wurzelstock der Pflanze wird vor allem als Heildroge bei Gallenblasen- und Leberleiden eingesetzt.

Löwenzahn *Taraxacum officinale*

Sonstige Pflanzennamen Augenwurz, Kuhblume, Milchblume, Pusteblume, Pfaffendistel, Wiesenlattich, Schmalzblümlein

Aussehen Der Löwenzahn ist ein Korbblütlergewächs. Sein dicker Wurzelstock enthält ebenso einen bitteren weißen Milchsaft wie der hohle Blütenstängel und die rosettenartig angeordneten, verschieden tief gespaltenen Blätter. Zur Blütezeit von März bis Mai sind die Blütenköpfe gelb; die reifen Früchte können durch den Wind sehr weit getragen werden.

Vorkommen Löwenzahn wächst bei uns auf Wiesen und Feldern.

Droge Wurzelstock und Kraut

Inhaltsstoffe Taraxin (Bitterstoff mit Sesquiterpenlaktonstruktur) und andere Bitterstoffe, Flavonoide, Gerbstoffe, Inulin, Vitamine

Heilkundliche Bedeutung Appetitanregend; tonisierend; harntreibend; bindegewebestärkend; steigert die Speichel-, Magensaft- und Gallensekretion; entschlackend; wirkt gegen Gicht und rheumatische Beschwerden; verhindert Neubildung von Gallensteinen

Phytotherapie Löwenzahn ist eine der ältesten und vielseitigsten heimischen Heilpflanzen. Bereits in der Antike schätzte man sie als Magenmittel. Im Mittelalter galt der Milchsaft als hilfreich bei Augenleiden. Bis heute wird Löwenzahn wegen seiner harntreibenden Wirkung bei Blasen- und Nierenleiden eingesetzt. Hinzu kommt seine günstige Wirkung auf Gallenblasen-, Magen-, Darmbeschwerden.

Darreichungsformen Tee(-mischung); Presssaft; Tinktur; Homöopathikum (Taraxacum)

Gefahren Der frische Milchsaft ruft bei Kindern möglicherweise Vergiftungserscheinungen hervor.

Anwendung

▶ Löwenzahntee bei Beschwerden im Magen-Darm-Trakt, bei Gallenblasenleiden oder als Entschlackungskur

1 Teelöffel der fein geschnittenen Droge mit 1/4 Liter kaltem Wasser ansetzen und 1 Minute lang aufkochen. 10 Minuten ziehen lassen, dann abseihen. Täglich 1 bis 2 Tassen Löwenzahntee trinken.

Vitaminreich und aromatisch im Geschmack, werden Löwenzahnblätter auch gern als Salat oder als appetitanregende Beilage serviert (siehe Seite 40). Für eine Entschlackungskur empfiehlt sich auch die Einnahme von täglich 1 Esslöffel Löwenzahnsaft (in der Apotheke erhältlich).

Eine Entschlackungskur mit Löwenzahntee sollte zwischen zwei und vier Wochen lang angewendet werden, um den Körper richtig zu entgiften.

Mariendistel *Silybum marianum*

Sonstige Pflanzennamen Fieberdistel, Magendistel, Frauendistel, Stechkörner, Heilandsdistel

Aussehen Die zur Familie der Korbblütler gehörende Mariendistel gilt dank ihrer kugelförmigen purpurroten Blüten (Blütezeit April bis August), die an den Stängelspitzen sitzen, als eine der schönsten und größten Disteln. Ihre Blätter sind weiß marmoriert und dornig gezähnt. Die Früchte, die sich aus dem befruchteten Blütenstand entwickeln, haben eine harte schwarz glänzende Schale.

Vorkommen Die Mariendistel ist in Südeuropa sowie in Vorderasien und Nordafrika beheimatet und bevorzugt warme, trockene Stellen.

Droge Reife Früchte, die im August und September gesammelt und getrocknet werden

Inhaltsstoffe Silymarin (Komplex aus drei Flavanolignanen); Bitterstoffe, ätherische Öle, Harz

Heilkundliche Bedeutung Leberschützend und -stärkend; fördert Gallensekretion; belebend; entgiftend

Phytotherapie Auch wenn die Mariendistel bereits im 1. Jahrhundert n. Chr. als Brechmittel bei Vergiftungen erwähnt wird, wurde sie erst zur Zeit Hildegard von Bingens zu einem anerkannten Heilmittel bei Leber- und Gallenblasenleiden sowie bei Herz- und Seitenstechen. Inzwischen haben Untersuchungen ihre leberschützende und -regenerierende Wirkung nachgewiesen, weshalb sie auch heute noch das wichtigste Phytopharmakum bei akuten und chronischen Leberleiden ist.

Darreichungsformen Tee(-mischung); Tinkturen; Fertigpräparate (z. B. Kapseln); Homöopathikum (Carduus marianus)

Anwendung

▶ Mariendisteltee zur Regeneration der Leber
1 Teelöffel Mariendistelfrüchte mit 1/4 Liter kochend heißem Wasser überbrühen, 15 bis 20 Minuten ziehen lassen, dann abseihen. Den Tee schluckweise 2-mal täglich (z. B. 30 Minuten vor den Mahlzeiten) mindestens 3 Wochen lang trinken.

Die Volksmedizin schätzt die Mariendistel auch zur Behandlung von Krampfadern und Unterschenkelgeschwüren. Dabei streut man entweder den pulverisierten Samen direkt auf die betroffenen Stellen, oder man macht feuchtwarme Umschläge mit Mariendisteltee, die man für mindestens 30 Minuten aufliegen lässt.

Pomeranze *Citrus aurantium*

Sonstige Pflanzennamen Bitterorange, Neroli

Aussehen Die flachwurzelige Stammpflanze der Pomeranze gehört zur Familie der Rautengewächse (Rutaceae) und wird bis zu zwölf Meter hoch. Aus den weißen Blüten bilden sich die Pomeranzen.

Vorkommen Der Pomeranzenbaum ist in Ostindien beheimatet und wird auch in Südeuropa angebaut.

Droge Fruchtschale (unreif und reif), Blüten (diese werden nicht Pomeranzen-, sondern Orangenblüten genannt), ätherisches Öl

Inhaltsstoffe Bitterstoffe vom Typ der Limonoide (in den Samenanlagen), Neohesperidin und Naringin (bitter schmeckende Flavonoidglykoside; primär in der Schale), ätherische Öle, Gerbstoffe

Heilkundliche Bedeutung Appetitanregend; steigert Speichel-, Magensaftsekretion; krampflösend; entzündungshemmend; blutdrucksenkend; hilft bei Nervosität, Schlafstörungen sowie bei Magen-Darm-Störungen, Gicht, Hals-, Blasen- und Nierenentzündungen

Phytotherapie Als klassisches Amarum aromaticum sind die Drogen des Pomeranzenbaums oft in Kombination mit anderen Bitterkräutern ein beliebtes Mittel bei Magenbeschwerden infolge geringer Magensaftbildung sowie bei Appetitlosigkeit. Dank ihrer beruhigenden Wirkung werden sie auch bei Nervosität und Schlafstörungen eingesetzt. In der Volksmedizin kennt man sie auch als Heilpflanze bei Halsentzündungen und Gicht.

Darreichungsformen Tee(-mischung); Sirup; Tinktur

Gefahren Bei Magen- und Zwölffingerdarmgeschwüren sollten Pomeranzenschalen oder -blüten nicht eingenommen werden.

Anwendung

▶ Teemischung bei Schlafstörungen

30 Gramm Baldrianwurzeln, 20 Gramm Melissenblätter, 10 Gramm Bitterklee, 10 Gramm Pfefferminzblätter und 10 Gramm Orangenblüten mischen und 2 Teelöffel davon mit 1/4 Liter kochend heißem Wasser überbrühen, 15 Minuten zugedeckt ziehen lassen. Kurz vor dem Zubettgehen 1 Tasse des Schlaftees trinken.

Die hierzulande bekannte Orange ist eine Unterart der Pomeranze. Auch wenn sie äußerlich kaum voneinander zu unterscheiden sind, so gibt es doch einige Unterschiede. So ist z. B. der Geschmack der Orange eher süß, der der Pomeranze eher bitter-herb.

Schafgarbe *Achillea millefolium*

Sonstige Pflanzennamen Achilleskraut, Bauchwehkraut, Tausendblatt, Raingarbe, Gotteshand, Fasankraut

Aussehen Die Schafgarbe gehört zur Familie der Korbblütler und wird bis zu 60 Zentimeter hoch. Der Stängel ist glatt oder behaart, hellgrün oder rotbraun. Die doppelt gefiederten, behaarten Blätter bilden Blütenstände mit rötlich weißen Dolden aus.

Vorkommen Die Schafgarbe ist auf Wiesen, sonnigen Berghängen und an Ackerrändern in ganz Europa zu finden.

Droge Die oberirdischen Teile der Pflanze, die in der Blütezeit (Juni bis Oktober) geerntet und in Bündeln getrocknet werden

Inhaltsstoffe Achillein, Betonicin und andere Bitterstoffe, ätherische Öle, Flavonoide, Gerbstoffe, Mineralien (z. B. Kalium), Cumarine

Heilkundliche Bedeutung Appetitanregend; steigert Speichel-, Magensaft- und Gallensekretion; belebend; entzündungshemmend, desinfizierend; entblähend; krampflösend; harntreibend; blutstillend

Phytotherapie Schon in der Antike schätzte man die blutstillenden und wundheilungsfördernden Eigenschaften der Schafgarbe. Hildegard von Bingen beschrieb sie zudem als fiebersenkendes Mittel. Als Amarum aromaticum bei Verdauungsstörungen und Gallenblasenleiden sowie bei Blasen- und Nierenerkrankungen und funktionellen Beschwerden im weiblichen Unterbauch (z. B. prämenstruelles Syndrom) gehört sie bis heute zu den beliebtesten Heilpflanzen.

Darreichungsformen Tee(-mischung); Tinkturen; Presssaft; Badezusatz; Fertigarznei; Homöopathikum (Achillea millefolium)

Gefahren Bei allergischer Reaktion auf Korbblütler ist von Anwendungen mit Schafgarbe abzuraten. Auch Hautausschläge sind möglich, dann muss die Behandlung sofort abgebrochen werden.

Anwendung

▶ Schafgarbentee bei Magen-, Darm- und Gallenblasenbeschwerden 1 bis 2 Teelöffel Schafgarbenkraut mit 1/4 Liter kochendem Wasser überbrühen, 10 Minuten zugedeckt ziehen lassen und abseihen. 2- bis 3-mal täglich 1 Tasse Tee kurz vor den Mahlzeiten trinken.

Dank seiner entzündungshemmenden und desinfizierenden Eigenschaften empfehlen sich Schafgarbenanwendungen auch zur Wundbehandlung. Zur Behandlung von krampfartigen Beschwerden im weiblichen Unterleib haben sich Bäder mit Schafgarbenextrakt bewährt.

Tausendgüldenkraut *Centaurium erythraea*

Sonstige Pflanzennamen Fieberkraut, Bitterkraut, Magenkraut, Laurinkraut, Gottesgnadenkraut

Aussehen Das Tausendgüldenkraut gehört zur Familie der Enziangewächse und hat einen vierkantigen, sich oben verästelnden Stängel, der bis zu 50 Zentimeter hoch wird. Die Blätter sind länglich-rund. Im oberen Teil der Pflanze sitzen rosarote Blüten, die Trugdolden bilden und sich nur bei Sonnenlicht öffnen.

Vorkommen Die hierzulande geschützte Pflanze wächst bevorzugt in lichten Waldungen und auf feuchten Wiesen.

Droge Die oberen Teile der blühenden Pflanze, die zur Blütezeit zwischen Juli und September gesammelt und getrocknet werden

Inhaltsstoffe Amarogentin und Gentiopicrin (Bitterstoffglykoside) sowie die Bitterstoffe Centapicrin, Desacetylcentapicrin (Secoiridoidglykoside), Flavonoide, Sterole

Heilkundliche Bedeutung Appetitanregend; steigert Speichel-, Magensaft- und Gallensekretion; fiebersenkend; belebend; entblähend; wirkt auch bei Leberstörungen

Phytotherapie Als Heilmittel zur Wundheilung priesen bereits die Ärzte der Antike das Tausendgüldenkraut. Außerdem empfahl man es bei Nervenleiden, Fieber, Sehschwäche und zur Förderung der Menstruation. Hildegard von Bingen erwähnte es zudem als hilfreich bei Knochenbrüchen und Gicht. Die moderne Phytotherapie setzt die Droge wegen ihres hohen Bitterstoffgehalts vor allem als bitteres Magenmittel sowie bei Leber- und Gallenblasenbeschwerden ein.

Darreichungsformen Tee(-mischung); Tinktur

Gefahren Die Droge sollte bei Magen- und Zwölffingerdarmgeschwüren nicht eingenommen werden.

Anwendung

▶ Tausendgüldenkraut-Kaltauszug zur Appetitsteigerung

1 Teelöffel Tausendgüldenkraut in 1/4 Liter kaltem Wasser 6 bis 8 Stunden lang ziehen lassen, dann abseihen. 1 Tasse des Tees jeweils vor der Hauptmahlzeit kurz erwärmen und lauwarm trinken.

Inzwischen wird das Tausendgüldenkraut als Aufguss oder als Tinktur auch erfolgreich bei Migräne eingesetzt. Dank ihrer belebenden Wirkung hat sich die Droge auch bei Erschöpfungszuständen bewährt.

Wegwarte *Cichorium intybus*

Sonstige Pflanzennamen Hindlauf, Wegleuchte, Sonnenwirbel, Zichorie

Aussehen Zur Familie der Korbblütler gehörende Pflanze, deren sparriger, behaarter, hohler Stängel bis zu 1,5 Meter hoch wird und einen bitteren Milchsaft enthält; die hellblauen, mitunter weiß oder rosa gefärbten Blütenkörbchen öffnen sich nur bei Sonnenschein und verblühen sehr schnell

Vorkommen Die Wegwarte kommt hierzulande häufig vor und wächst bevorzugt an Wegrändern, Böschungen und auf Ödland.

Droge Wurzel und Kraut; Letzteres wird zur Blütezeit (Juli bis September) gesammelt und getrocknet

Inhaltsstoffe Bitterstoffe (vom Typ der Sesquiterpenlaktone), Flavonoide, Zimtsäurederivate

Heilkundliche Bedeutung Appetitsteigernd; belebend; steigert Speichel-, Magensaft- und Gallensekretion; harntreibend; wirkt bei Gallenblasen- und Lebererkrankungen (z. B. Gelbsucht) sowie bei rheumatischen Beschwerden und Blasen- und Nierenerkrankungen

Phytotherapie Traditionell wird die Droge als Tonicum amarum bei Appetitlosigkeit sowie bei Gallenblasen-, Nieren- und Leberleiden verwendet. Im Mittelalter schätzte man vor allem ihre belebende, kräftigende Wirkung. Bis heute werden feuchte Umschläge aus Wegwartentee bei Hautunreinheiten eingesetzt.

Darreichungsformen Teemischung; Bestandteil verschiedener galenischer Zubereitungen; Homöopathikum (Cichorium intybus)

Gefahren Allergische Reaktion auf Korbblütler

Anwendung

▶ Kur gegen Gallenblasenbeschwerden

Je 20 Gramm Wegwartenkraut und Löwenzahnkraut sowie 10 Gramm Pfefferminzblätter miteinander vermischen. 2 Teelöffel dieser Mischung mit 1/4 Liter kochend heißem Wasser überbrühen, 10 Minuten zugedeckt ziehen lassen und abseihen. Etwa 4 Wochen lang 2- bis 3-mal täglich 1 Tasse davon trinken.

Aus der Wurzel der Wegwarte wurde früher der Zichorienkaffee hergestellt, der als Kaffeeersatz verbreitet war. Außerdem ist das Gewächs mit dem Chicorée eng verwandt, der ebenfalls Bitterstoffe enthält.

Wermut *Artemisia absinthium*

Sonstige Pflanzennamen Absinth, Allsei, Bitterals, Heilbitter, Magenkraut, Bitterer Beifuß

Aussehen Ausdauernde, stark würzig riechende, buschartige Pflanze der Korbblütlerfamilie, die bis zu einem Meter hoch wird und mit dichten silbergrauen Haaren bedeckt ist; gefiederte Blätter; die Blüten bilden hängende, halbkugelige hellgelbe Köpfchen

Vorkommen Der Wermut ist hierzulande häufig an Flussufern, Wegrändern und Zäunen zu finden und bevorzugt felsige Standorte.

Droge Obere Stängel- und Blütenteile, die zur Blütezeit (Juni bis September) geerntet und getrocknet werden

Inhaltsstoffe Absinthin, Artabsin und Matrizin (Bitterstoffe u. a. vom Typ der Sesquiterpenlaktone), ätherische Öle mit Thujon, Thujol und Phellandren, Gerbstoffe, Flavonoide

Heilkundliche Bedeutung Steigert die Speichel-, Magensaft- und Gallensekretion; appetitsteigernd; belebend; fördert Menstruationsblutung und lindert Regelschmerzen; wirkt hervorragend bei Gallenblasenbeschwerden (z. B. bei Gallensteinen oder chronischen Entzündungen) und Magenschmerzen; stärkt als Amarum aromaticum die körpereigenen Abwehrkräfte und verkürzt die Dauer von Erkältungskrankheiten; äußerlich angewendet hilft Wermut bei Glieder- und Muskelschmerzen

Phytotherapie Bereits die antiken Ärzte priesen das Wermutkraut als Universalheilmittel mit besonderer Heilkraft, das sich ebenso bei Blähungen oder Gallenblasen- und Magenbeschwerden wie bei Wurmbefall, Fieber, Augenleiden, eitrigen Mittelohrentzündungen oder Zahnschmerzen bewähren würde. Auch Hildegard von Bingen erwähnt in ihren Schriften die vielfältigen Wirkungen des Wermuts und empfahl ihn zudem als hilfreiches Mittel bei Schlaflosigkeit sowie bei Seitenstechen und Gliederschmerzen. Auch heute noch ist Wermut in vielen Hausapotheken zu finden. Zudem nutzt die Schulmedizin den therapeutischen Effekt des Amarum aromaticum zur Steigerung der Magensaft- und Gallensekretion.

Als »Absinth« wurde Wermutschnaps noch bis Mitte der 1920er Jahre vor allem in Frankreich getrunken. Wegen seiner schweren Nebenwirkungen (Rauschzustände mit Halluzinationen sowie Krämpfe und Bewusstlosigkeit) und des hohen Abhängigkeitsrisikos sind die Herstellung und der Genuss von reinem Absinth in Deutschland jedoch schon seit 1923 verboten.

Darreichungsformen Tee(-mischung); Bestandteil von Kräuterli-kören; Tinkturen; Salben; Fertigarznei; Homöopathikum (Artemisia absinthium)

Gefahren Bei Überdosierung u. a. Kopfschmerzen, Schwindelanfälle, Muskelkrämpfe und Bewusstlosigkeit; bei Allergie gegen Korbblütler, in der Schwangerschaft sowie bei Magen- und Darmgeschwüren darf die Droge nicht eingenommen werden

Anwendungen

▶ Kur gegen Magenbeschwerden

10 Gramm Wermutkraut, 10 Gramm Tausendgüldenkraut und 10 Gramm Pfefferminzblätter vermischen, 1 Teelöffel der Mischung mit 1/4 Liter kochend heißem Wasser überbrühen und 5 Minuten ziehen lassen. Etwa 4 Wochen lang 2- bis 3-mal täglich 1 Tasse davon kurz vor oder nach den Mahlzeiten trinken.

▶ Wermuttinktur bei akuten Magen- oder Gallenblasenbeschwerden

Bei Bedarf etwa 20 bis 30 Tropfen Wermuttinktur (aus der Apotheke) in 1 Glas lauwarmes Wasser geben und schluckweise trinken. Bei kurmäßiger Anwendung etwa 4 Wochen lang 3-mal täglich 15 Tropfen Wermuttinktur in Wasser jeweils kurz vor oder nach einer Mahlzeit einnehmen.

> **Wermuttee aktiviert die körpereigenen Abwehrkräfte, weshalb die Droge die Krankheitsdauer, beispielsweise von grippalen Infekten, verkürzt und zudem die Beschwerden lindert.**

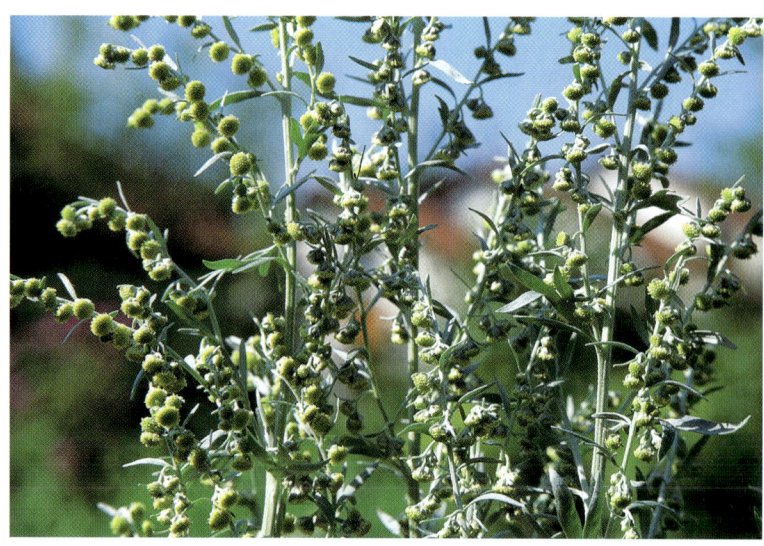

Wermutkraut ist Bestandteil von »magenstärkenden« Fertigteemischungen und auch von »Verdauungsschnäpsen«.

Sonderfälle – Amara acria

Pflanzen aus der Familie der Ingwergewächse, von denen einige, wie beispielsweise Kurkuma oder der gleichermaßen bitterstoff- wie scharfstoffhaltige Galgant, traditionell (wenn auch aus phytopharmakologischer Sicht nicht korrekt) als Bittermittel zur Anwendung kommen, sind uralte indische und chinesische Heilmittel. Dazu gehören auch die Ingwer- und die Zitwerwurzel, die hierzulande ebenfalls als Heildrogen bekannt sind. Wegen ihres Scharfstoffgehalts werden sie, wie schon erwähnt, Amara acria genannt. Bereits im Mittelalter wurden sie aufgrund ihrer steigernden Wirkung auf die Speichel-, Magensaft- und Gallensekretion als hilfreiche Mittel bei Verdauungsstörungen, Appetitlosigkeit, Magenkrämpfen, Darmkoliken, Gallenblasen- und Leberleiden eingesetzt – sie besitzen also Eigenschaften, die auch für die reinen bzw. aromaölhaltigen Bittermittel charakteristisch sind. Zudem gelten sie als kreislaufaktivierende Therapeutika. Häufig in Verbindung mit klassischen Bittermitteln sind diese Drogen bei uns aromatische Bestandteile in einigen auf dem Markt erhältlichen Kräuterbittern.

Kardamom – »König der Gewürze«

Der in Indien, Malaysia und Südchina beheimatete und sehr wertvolle Kardamom (Elettaria cardamomum) wird in Indien als König der Gewürze bezeichnet: Sein Preis wird nur noch von dem des Safrans überboten. Während die indische und chinesische Küche Kardamom nicht nur als Bestandteil von Currypulver und Gewürzmischungen, sondern auch einzeln als aromatische Verfeinerung vieler Speisen schätzt, wird er hier vorwiegend als Zutat in Lebkuchen, Gewürzbackwaren oder Likören verwendet. Die in einer kleinen Frucht enthaltenen Samen werden zu medizinischen Zwecken genutzt. Die Frucht wächst als Kapsel am Stiel. Der Hauptwirkstoff ist das ätherische Öl mit Limonen, Sabinen, Borneol, Cineol und Terpineol, das in den Samen mit bis zu acht Prozent enthalten ist. Neben seinen ver-

In der traditionellen chinesischen Medizin wird Kardamom der Milz und den Nieren zugeordnet. Die thermische Wirkung von Kardamom ist »warm«; deshalb wirkt die Droge tonisierend auf das Nieren-Yang.

dauungsfördernden, entblähenden und appetitanregenden Eigenschaften hat sich Kardamom auch bei übermäßigem Harndrang sowie bei Erbrechen und Durchfall bewährt. Hierzulande ist er in einigen Präparaten enthalten, die die Bildung von Magensäften anregen.

Mit seinem scharfen Geschmack heilt Ingwer im indischen Ayurveda Vata- und Kapha-Störungen, und seine thermische Wirkung ist »heiß«. In der traditionellen chinesischen Medizin wird er den Organen Magen, Milz, Herz, Lunge und Nieren zugeordnet.

Ingwer – ein Universalheilmittel erobert die Welt

Der in Südostasien und China beheimatete Ingwer (Zingiber officinale) ist weltweit eines der wichtigsten und geschätztesten Gewürze: Der unverwechselbare, erfrischende, zitronenartige, scharfe und leicht herbe Geschmack, insbesondere der frischen Ingwerwurzel, ist ein Charakteristikum vieler chinesischer, indischer und thailändischer Gerichte. Zudem gilt er von alters her im indischen Ayurveda und in der traditionellen chinesischen Medizin als herausragendes Universalheilmittel, das wegen seines breit gefächerten Anwendungsspektrums und seiner guten Verträglichkeit einzeln oder in Kombination mit anderen Drogen in Asien das häufigste verordnete pflanzliche Heilmittel ist. Dank seines verdauungsfördernden Enzyms Zingibain fördert er außerdem die Nährstoffaufnahme und ist schon allein deshalb wichtiger Bestandteil chinesischer und ayurvedischer Rezepturen. Hinzu kommen ätherische Öle mit leicht bitter schmeckenden Sesquiterpenen (Zingiberen, Zingiberol) sowie die Scharfstoffe Gingerol und Shogaol, die generell eine Aktivierung der Verdauungsorgane verursachen sowie speichel-, magensaft- und gallensekretionsfördernde, krampflösende sowie eine appetitanregende Wirkung haben.

Ingwerpulver gegen Reiseübelkeit

Ingwerpulver hilft auch gegen Schwindel, Übelkeit und Erbrechen, die als Symptome der Reisekrankheit auftreten. Ingwerpulverhaltige Fertigarzneien sind in Apotheken erhältlich. Man kann sich aber auch reines Ingwerpulver besorgen, wobei man 2 Gramm pur oder mit Wasser kurz vor Reiseantritt einnimmt. Bei Schwangerschaftsübelkeit darf die Droge allerdings nicht angewendet werden.

Zitwerwurzel – eine uralte Heildroge

Ob die Zitwerwurzel (Curcuma zedoaria) als Bitterstoffdroge zu werten ist oder nicht, darüber ist sich die Fachwelt nicht einig. Zwar zeichnet sich die Pflanze durch einen relativ hohen Bitterstoffgehalt (Artemisin) aus, doch ob ihre magenstärkende, appetitanregende und verdauungsfördernde Wirkung hauptsächlich auf diese Bittersubstanz oder aber auf das ebenfalls enthaltene ätherische Öl (u. a. mit Cineol, Kampfer und Borneol) bzw. auf die scharfen Inhaltsstoffe zurückzuführen ist, konnte bislang nicht endgültig geklärt werden. Fest steht: Dank dieser besonderen Wirkstoffzusammensetzung gilt die uralte indische Heildroge auf der ganzen Welt seit jeher als bewährtes Mittel zur Behandlung von Verdauungsstörungen, die mit einer verminderten Speichel-, Magensaft- oder Gallensekretion einhergehen. Darüber hinaus wurden der Zitwerwurzel im Lauf der Jahrhunderte die unterschiedlichsten Eigenschaften zugesprochen: Als Gegenmittel gegen Gifte aller Art wird sie in den arabischen und persischen Überlieferungen, aber auch in den mittelalterlichen Kräuterbüchern beschrieben. Als hilfreiche Arznei gegen Kopfschmerzen und Eingeweidebruch kannte und schätzte Hildegard von Bingen die Zitwerwurzel. Bei uns ist die Droge hauptsächlich als Zutat einiger Bitterkräutertinkturen bekannt.

Pfeffer – ein Gewürz mit Pfiff

Schwarzer Pfeffer (Piper nigrum) wird in der ayurvedischen und chinesischen Heilkunde traditionell zu medizinischen Zwecken genutzt: Der hohe Anteil an ätherischen Ölen und Scharfstoffen zeichnet den Pfeffer als appetitanregendes, speichel- und magensaftsekretionssteigerndes Mittel aus, das Verdauungsstörungen, Appetitlosigkeit, aber auch Übelkeit und Durchfall lindern hilft. Bei uns ist er in erster Linie als scharf-aromatisches Gewürz bekannt, für das der Wirkstoff Piperin verantwortlich ist: In Form ganzer Körner oder in Pulverform ist Pfeffer schon seit langem ein unverzichtbarer Bestandteil der europäischen Kochkultur.

Weißer und schwarzer Pfeffer stellen verschiedene Reifegrade derselben Pflanze dar. Dabei werden die beiden Pfefferarten in der ayurvedischen und chinesischen Medizin für unterschiedliche Zwecke eingesetzt. Weißer Pfeffer hilft z. B. bei Erkältungen, Husten, Heiserkeit, Magenschmerzen, Arthritis und Zahnschmerzen, schwarzer Pfeffer bei Hautentzündungen.

Weitere bitterstoffhaltige Therapeutika

Der Vollständigkeit halber werden im Folgenden weitere Heilpflanzen aufgeführt, von denen einige zu Unrecht im Schatten der hierzulande bekannten bitterstoffhaltigen Drogen stehen – so etwa die unserer Region nahezu unbekannte Rinde des Angosturabaums oder der in Indien und China sehr beliebte Samen des Bockshornklees. Hinzu kommen bekannte Arzneipflanzen, in denen Bitterstoffe nur als Begleitstoffe enthalten sind und die primär mit anderen Wirkstoffen in Verbindung gebracht werden. Außerdem werden in diesem Zusammenhang einige giftige bitterstoffhaltige Pflanzen berücksichtigt, die heute nur noch bedingt als Heildrogen zu empfehlen sind.

Ackergauchheil (Anagallis arvensis)

Der Ackergauchheil, auch Gauchheil genannt, gehört zu den giftigen Bitterpflanzen, weshalb er heute nicht mehr verwendet wird. Die Homöopathie kennt Anagallis arvensis jedoch als Mittel gegen Geschwüre, Hautausschläge und Nervenleiden.

Aloe (Aloe vera, succotrina, ferox, africana)

Die Aloe gilt als stark dickdarmwirksames Abführmittel. Allerdings rät das Bundesgesundheitsministerium von der innerlichen Anwendung von Aloeextrakten in Fertigarzneimitteln und -tinkturen (z.B. im so genannten Schwedenbitter) ab: Der neben einigen Bitterstoffen in den Aloearten enthaltene Inhaltsstoff Anthrachinon führt bei längerer Anwendung oder Überdosierung zu Muskelschwäche, Magen-Darm-Reizungen und gesundheitsschädlichem Kaliumverlust.

Angosturabaum (Galipea officinalis)

Die Rinde des Angosturabaums, der in Chile und Westindien beheimatet ist, ist den Einheimischen seit jeher als aromatisches Bittermittel bekannt, das sich ebenso zur Stärkung und Kräftigung des Organismus wie als Gewürz für die gesunde Küche bewährt hat. Hierzulande ist die Rinde Bestandteil von Kräuterbittern.

Die abführende Wirkung der Aloe vera kommt durch chemische Reizung der Schleimhaut und der Muskulatur des Darms zustande. Neben anderen gesundheitlichen Risiken ist die Folge, dass bei längerer Einnahme die Darmträgheit verstärkt wird und eine Abhängigkeit entsteht.

Arnika (Arnica montana)

Die Arnika, auch Berwohlverleih, Fallkraut oder Wundkraut genannt, enthält u. a. den Bitterstoff Helenalin. Traditionell wird die Heilpflanze zur Behandlung von Herzstörungen, Gicht, rheumatischen Beschwerden und Erschöpfungszuständen eingesetzt. Äußerlich angewendet ist Arnikatinktur hilfreich bei Verstauchungen, Prellungen und Frostbeulen. Inzwischen wird aufgrund der Allergiegefahr (die Arnika gehört zu den Korbblütlern) von der innerlichen Anwendung von Arnikablüten abgeraten. Bitte beachten Sie: Wild wachsende Arnika darf nicht gepflückt werden.

Birke (Betula pendula/Betula pubescens)

Birkenblätter enthalten, wie die Birkenrinde, neben Flavanonglykosiden und ätherischem Öl auch verschiedene Bitterstoffe. In der Heilkunde wird die Droge wegen ihrer harntreibenden Wirkung vor allem bei entzündlichen Blasen- und Nierenerkrankungen sowie zur milden Entwässerung, aber auch zur Linderung von Gicht oder rheumatischen Beschwerden verwendet.

Boberelle (Physalis alkekengi)

Die Boberelle, auch Judenkirsche oder Blasenkirsche genannt, ist ein uraltes Heilmittel. Heutzutage ist sie hauptsächlich als Unkraut oder Zierpflanze bekannt. Dabei hat der Bitterstoff Physalin eine heilende Wirkung auf Gallenblasen- und Leberleiden. Der mit Branntwein angesetzte Blasenkirschenauszug wird zudem als Begleitmaßnahme bei Blasen- und Nierenerkrankungen empfohlen.

Bärwurz (Meum athamanticum), auch Bärenfenchel, Bärendill oder Herzwurz genannt, findet man nur auf Alpenwiesen und im Thüringer Wald. In mittelalterlichen Rezepten wird die Bärwurz u. a. als hilfreiches Mittel bei Herzschwäche erwähnt. Heute nutzt man vorwiegend die verdauungsfördernde Wirkung ihrer bitteren Substanzen.

Bockshornklee

Bockshornklee (Trigonella foenum-graecum), auch Rektum oder Stundenkraut genannt, enthält bitter schmeckende Furostanolglykoside sowie Schleim und ätherische Öle mit über 50 Komponenten. Hierzulande kennt man ihn vor allem als Bestandteil zahlreicher Gewürzmischungen (z. B. Curry), doch in Indien und China sind seine Samen eine wichtige Heildroge zur Anregung der Darmbewegung oder zur Kräftigung bei Rekonvaleszenz.

Chinesischer Rhabarber (Rheum palmatum/Rheum officinale)

Chinesischer Rhabarber, auch Medizinalrhabarber genannt, ist hierzulande Bestandteil von einigen Fertigarzneimitteln mit abführender Wirkung. Dafür muss die Droge, die aus der Wurzel gewonnen wird, hoch dosiert sein. In niedriger Dosierung hilft Chinesischer Rhabarber bei Magenbeschwerden und leichtem Durchfall. Obwohl er zu den etwas milder wirkenden Abführmitteln zählt, enthält er, wie die Aloearten, neben Bitterstoffen auch Anthrachinonglykoside, weshalb von einer längerfristigen Einnahme auf jeden Fall abzuraten ist.

Eisenkraut (Verbena officinalis)

Eisenkraut, auch Eisenhut, Isenkraut oder Mönchskappe genannt, wird in der modernen Phytotherapie als gerbstoffhaltige Bitterstoffdroge zur Appetitsteigerung sowie zur Linderung von Magenbeschwerden und Durchfall verwendet. Auch bei Erkrankungen der Atemwege sowie zur Wundbehandlung hat sich die Droge bewährt. Im Mittelalter galt Eisenkraut als das Heilmittel zur Wundbehandlung.

Gundelrebe (Glechoma hederacea), auch Blauhuder oder Zickelskräutlein genannt, wirkt dank ihres Bitterstoffs Glechomin aktivierend auf alle Funktionen des Organismus, wird aber nur noch selten verwendet.

Giftlattich (Lactuca virosa)

Giftlattich, auch Leberdistel, Sauersalat oder Stinksalat genannt, nimmt wegen seines narkotischen und schmerzstillenden Effekts eine Sonderstellung unter den bitterstoffhaltigen Pflanzen ein. Seine Hauptinhaltsstoffe, die Bittersubstanzen Lactucin und Lactucopicrin, sind heute Bestandteile einiger Fertigarzneien, die zur Behandlung von chronischen Lungenerkrankungen und Reizhusten eingesetzt werden. Da die Pflanze giftig ist, verzichtet die Heilkunde inzwischen auf Einzelanwendungen der Droge.

Herzgespann (Leonurus cardiaca)

Herzgespann, auch Löwenschwanz oder Herzheil genannt, ist ein Heilkraut, das als Hauptinhaltsstoff die Bittersubstanz Leonurin sowie ätherische Öle und Gerbstoffe enthält und bei klimakterischen Beschwerden mit Hitzewallungen, nervöser Unruhe und Angstzuständen, aber auch bei nervösen Herzbeschwerden eingesetzt wird. Zudem hat es sich bei Magen-Darm-Erkrankungen gut bewährt.

Huflattich

Huflattich (Tussilago farfara), auch Quirinskraut, Heilblatt oder Berglatschen genannt, ist ein bewährtes Hustenmittel, insbesondere bei Reiz- und Kitzelhusten und Husten mit starker Schleimabsonderung. Zu den wichtigsten Inhaltsstoffen zählen Schleim, Flavonoide, Gerbstoffe und Bitterstoffe. Die Volksmedizin schätzt Huflattich als Heilmittel zur Behandlung von Wunden, Hautausschlägen und Entzündungen sowie zur Blutreinigung.

Immergrün (Vinca minor)

Immergrün, auch Ewiggrün oder Jungfernkronenkraut genannt, gilt als hilfreiches Mittel bei Durchblutungsstörungen des Gehirns und zur Verbesserung der geistigen Leistungsfähigkeit. Zugleich wird seine blutstillende Wirkung genutzt. Der Bitterstoff Vinicin, der neben dem Alkaloid Vincamin die Hauptinhaltssubstanz ist, macht Immergrün zudem zu einem bekömmlichen bitterstoffhaltigen Mittel, das z. B. zur Steigerung der Speichel-, Magensaft- und Gallensekretion eingesetzt wird.

Isländisch Moos (Cetraria islandica)

Isländisch Moos ist ein wirksames Mittel bei Gastritis und Appetitlosigkeit sowie bei Lungen- und Bronchialkrankheiten. Die grüne bis grauweiße Laubflechte wächst sowohl im Gebirge als auch in lichten Bergwäldern, in Mooren und auf Heideland. Isländisch Moos zeichnet sich vor allem durch seinen hohen Schleimgehalt (über 50 Prozent) aus. Zudem enthält die Heilpflanze bittere Flechtsäuren.

Kornblume (Centaurea cyanus)

Die Kornblume, auch Kornnelke oder Sichelblume genannt, ist ein geschütztes Korbblütlergewächs, das die Heilkunde schon seit Jahrhunderten als hilfreiches Mittel gegen Augenleiden (aus der Signaturenlehre), Kopfschmerzen, Blasen- und Nierenleiden und zur Blutreinigung kennt. Dank des Bitterstoffs Centaurin sowie einiger Gerbstoffe und Schleimstoffe hat sich die Droge auch bei Magen-Darm-Beschwerden bewährt.

Die Kaskarillenrinde der Kaskarille (Croton eluteria) stammt von einem kleinen Baum, der nur auf den Bahamainseln wächst. Von Einheimischen wird er als belebendes Tonikum und Aromatikum genutzt, das die Aktivität der Stoffwechselprozesse im Körper steigert. Sein Hauptwirkstoff ist Cascarillin.

Mönchspfeffer (Vitex agnus castus)

Der Mönchspfeffer, auch Keuschlamm genannt, wird in der Frauen-heilkunde als wirksames Mittel bei Menstruationsstörungen, Be-schwerden während der Wechseljahre sowie zur Förderung des Milchflusses während der Stillzeit geschätzt. Bekannt für ihren hohen Anteil an ätherischen Ölen und progesteronähnlichen Substanzen, enthält die Droge jedoch auch einige Bitterstoffe.

Myrrhe (Commiphora molmol)

Myrrhe ist das aus der Rinde des Balsamstrauchgewächses ausgetrete-ne und an der Luft getrocknete, bitterstoffhaltige Gummiharz. Seine adstringierende (zusammenziehende) Wirkung auf die Schleimhäute nutzt die Heilkunde zur Linderung von Entzündungen der Mund-schleimhaut, des Zahnfleischs und Rachens.

Odermennig (Agrimonia eupatoria)

Odermennig, auch Ackermännchen, Leberklätte oder Odermandli genannt, besitzt eine adstringierende Wirkung und wird als Tee und in anderer galenischer Zubereitung bei Magen-, Darm- und Gallen-blasenbeschwerden sowie bei Entzündungen des Zahnfleischs und der Mundschleimhaut eingesetzt. Neben Gerbstoffen, Triterpenen und ätherischem Öl enthält Odermennig auch zahlreiche Bitterstoffe.

Pfefferminze (Mentha piperita)

Die Pfefferminze ist ein beliebtes Hausmittel, das sich durch einen hohen Gehalt an ätherischen Ölen – darunter als wichtigster Inhalts-stoff das Menthol – auszeichnet. Neben Gerbstoffen und Enzymen sind in der Heilpflanze auch Bitterstoffe vorhanden. Sie wird gegen vielerlei Beschwerden angewendet, z. B. gegen Übelkeit, Erbrechen, Magen-, Darm- und Gallenblasenleiden.

Ringelblume (Calendula officinalis)

Die Ringelblume, auch Butterblume, Goldblume oder Ringelrose ge-nannt, wird von der modernen Phytotherapie kaum mehr zur inner-lichen, sondern primär zur äußerlichen Anwendung (z. B. als Salbe)

Rainfarn (Tanacetum vulgare), auch Michelkraut oder Wurm-kraut genannt, wurde traditionell als Wurm-mittel sowie gegen rheumatische Be-schwerden und Neural-gien eingesetzt. Da dieses Korbblütler-gewächs giftig ist, ist von innerlichen Anwen-dungen abzuraten.

bei Entzündungen und Verletzungen von Haut und Schleimhäuten eingesetzt. Neben ätherischen Ölen, Calendulasapogenin, Saponinen und Schleimen enthält die Droge auch Bitterstoffe.

Ruprechtskraut (Geranium robertianum)

Ruprechtskraut, auch Stinkender Storchschnabel genannt, zeichnet sich u. a. durch seinen Anteil an Geraniin aus, einem Bitterstoff, der der Pflanze einen strengen Geruch verleiht. Obwohl die Droge in mittelalterlichen Kräuterbüchern immer wieder als blutstillendes Heilmittel erwähnt wurde und die Volksmedizin sie zur Behandlung von Durchfall und Schleimhautentzündungen kennt, wird das Ruprechtskraut heute kaum mehr genutzt.

Schwarzkümmel (Nigella sativa)

Schwarzkümmel, auch Schwarzer Koriander, im Ayurveda Kalongi genannt, ist ein Hahnenfußgewächs, das hierzulande derzeit als hilfreiches Mittel bei Magen- und Gallenblasenbeschwerden sowie Blähungen und Völlegefühl von sich reden macht. Reich an verschiedenen Inhaltsstoffen, wozu auch Bitterstoffe und ätherische Öle gehören, hat sich Schwarzkümmel auch bei Keuchhusten und Asthma bronchiale sowie bei Menstruationsbeschwerden bewährt.

Wasserdost (Eupatorium cannabinum)

Wasserdost, auch Wasserhanf, Kunigundenkraut oder Leberkraut genannt, enthält das Bitterstoffglykosid Eupatorin und hilft, die körpereigenen Abwehrkräfte zu stärken, weshalb es wie Echinacea Bestandteil einiger synthetisch hergestellter Immunstimulanzien ist. Zudem steigert es die Gallensekretion und lindert Leberleiden.

Die Zitronenfrüchte des Zitronenbaums (Citrus limon) werden heute vor allem als gute Vitamin-C-Lieferanten geschätzt. Ihr Saft, Fruchtfleisch und manchmal auch ihre Schale werden daher häufig zur Vorbeugung oder Behandlung von Erkältungen verwendet. Sie enthalten Schleim, Gerbstoffe und Bittersubstanzen.

Stechpalme

Die Blätter der Stechpalme (Ilex aquifolium), auch Schwabendorn oder Stecheiche genannt, werden, obwohl sie giftig sind, heute bisweilen als Tonikum bei Erschöpfung oder in der Rekonvaleszenz, manchmal auch bei Erkältungskrankheiten verwendet.

Gesunde Küche mit Bitterstoffen

Auch Thymian wird als Heilpflanze genutzt. Als Aufguss oder Extrakt angewendet, ist Thymian ein bewährtes Mittel bei chronischer Bronchitis, Keuchhusten und Katarrhen der oberen Luftwege. Der bitterstoffhaltige Majoran ist in einigen Kräuterbittern enthalten und wird traditionell bei Magen-Darm-Beschwerden eingesetzt.

Der Übergang zwischen medizinisch bedeutsamen Heilpflanzen und delikaten Gewürzen, die vornehmlich zur geschmacklichen Verfeinerung von Speisen verwendet werden, ist oft nur ein kleiner Schritt – man denke etwa an die Kräuter Beifuß, Kurkuma, Ingwer oder Kardamom, deren herbes, bitteres oder scharfes Aroma sowohl für die gesunde Küche genutzt wird als auch ein phytopharmakologischer Indikator für ihren heilenden Effekt bei bestimmten Erkrankungen ist. In diesem Sinn zeichnen sich auch andere bitterstoffhaltige Gewürze – neben ihrer Fähigkeit, Gerichten eine besondere Geschmacksnote zu verleihen – durch einen gesundheitsfördernden Aspekt aus: Auch wenn, wie etwa im Liebstöckel, Lorbeer, Estragon, Gartenkerbel, Majoran, Rosmarin, Sauerampfer, Thymian oder in der Zitronenmelisse Bittersubstanzen vornehmlich als Begleitstoffe enthalten sind, tragen sie doch allesamt zur Bekömmlichkeit der Speisen bei. So wirken sie u. a. verdauungsfördernd, regen die Sekretion von Speichel im Mund und die Verdauungssäfte in Magen und Darm an und sorgen generell dafür, dass fette Speisen besser verdaut werden können.

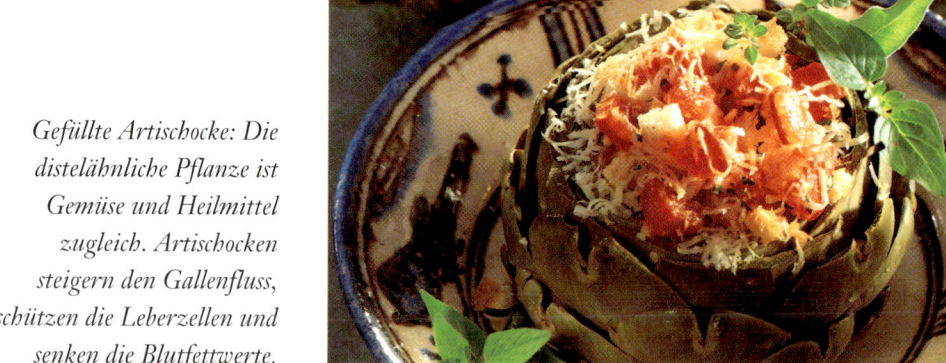

Gefüllte Artischocke: Die distelähnliche Pflanze ist Gemüse und Heilmittel zugleich. Artischocken steigern den Gallenfluss, schützen die Leberzellen und senken die Blutfettwerte.

Bittergemüse, das nicht mehr bitter schmeckt

Auch wenn Artischocke, Chicorée, Rosenkohl und Radicchio zu unterschiedlichen Pflanzenfamilien gehören und aus verschiedenen Regionen stammen – allen gemeinsam ist, dass sie in mehr oder weniger hohen Konzentrationen Bitterstoffe enthalten, die zum medizinischen Wert dieser Gemüse- und Salatsorten entscheidend beitragen. In den vergangenen Jahren hat sich jedoch leider der Trend durchgesetzt, gerade die für unsere Gesundheit so wertvollen Bittersubstanzen aus diesen Pflanzen systematisch wegzuzüchten.

Anbieter von Rosenkohl werben inzwischen sogar damit, dass es gelungen sei, die Bitterstoffbildung in den neu gezüchteten Rosenkohlsorten vollständig zu unterdrücken. Zweifellos kommt es unseren Geschmacksvorlieben entgegen, dass Rosenkohl jetzt angenehm süßlich schmeckt oder die ursprünglich in der Tat recht bitter schmeckenden Salate, wie beispielsweise Chicorée oder Radicchio, sich nunmehr durch einen angenehm herb-erfrischenden Geschmack auszeichnen. Nur wenigen dürfte dabei klar sein, dass sie auf diese Weise auch einen Teil ihrer wertvollen Wirksubstanzen eingebüßt haben – ein Aspekt, der gesundheitsbewusste Menschen doch ein wenig nachdenklich stimmen sollte.

Artischocke – Delikatesse und Arznei

Einzig die Artischocke (Cynara scolymus), die allgemein als Delikatesse geschätzt wird, ist bislang weitgehend von dem Versuch verschont geblieben, die Bildung von bitterstoffhaltigen Substanzen künstlich zu unterdrücken. Das liegt vor allem daran, dass das Korbblütlergewächs zu den am besten erforschten Arzneipflanzen gehört und man inzwischen weiß, dass der therapeutische Nutzen der Artischocke eng mit den bioaktiven Bittersubstanzen zusammenhängt. So begannen bereits zu Anfang des vergangenen Jahrhunderts die Forscher damit, den Wirkungsmechanismen dieses pflanzlichen Heilmittels genauer nachzugehen. Dabei stellte sich heraus, dass Artischocken zu den vielseitigsten Heilpflanzen überhaupt gehören.

Schon vor über 2000 Jahren priesen die Ägypter die Artischocke als Delikatesse, die nicht nur köstlich schmeckt, sondern auch eine heilende Wirkung bei Gallenblasenleiden und Verdauungsbeschwerden, wie z. B. Übelkeit, Erbrechen, Völlegefühl oder Blähungen, hat.

Vielfältige Heilwirkungen

Extrakte aus Artischockenblättern leisten unserer Gesundheit vielfältige Dienste. Zu den wichtigsten Wirkungen gehören:

▶ Linderung von Verdauungsbeschwerden (z. B. bei Blähungen oder Völlegefühl)

▶ Anregung des Gallenflusses; Verdauungshilfe für Patienten ohne Gallenblase; Verbesserung der Fettverdauung

▶ Schutz und Regeneration der Leber

▶ Schutz vor Arteriosklerose

▶ Entgiftung des gesamten Organismus

▶ Antiemetische Wirkung, d. h., Übelkeit und Erbrechen werden durch die Einnahme verhindert

Zudem haben verschiedene Studien gezeigt, dass Extrakte aus Artischockenblättern antioxidativ wirken sowie erhöhte Cholesterin- und Blutfettwerte senken. Ganz neu ist die Erkenntnis, dass Artischockenblätter – dank ihres Inulingehalts – den Blutzuckerspiegel günstig beeinflussen.

Bei Gallensteinen, Gallengangverschluss und bei einer Allergie gegen Korbblütler darf man Artischocken weder frisch essen noch die Blätter als Tee zubereiten. Auch stillenden Müttern sind Artischocken nicht zu empfehlen, da sie den Milchfluss ungünstig beeinflussen.

Der synergistische Effekt

Gerade die wissenschaftliche Erforschung der Artischocke hat gezeigt, dass es nicht immer sinnvoll ist, auf die therapeutische Wirksamkeit nur eines einzelnen pflanzlichen Inhaltsstoffs zu setzen. So isolierten Wissenschaftler zunächst die bittere Kaffeoylchinasäure Cynarin und glaubten, damit dem Geheimnis dieser Pflanze auf die Spur gekommen zu sein. Doch blieben Präparate mit synthetischem Cynarin weit hinter den Erwartungen zurück.

Mittlerweile hat sich herausgestellt, dass auch andere Inhaltsstoffe, allen voran die Bitterstoffe mit Sesquiterpenlaktonstruktur, wie z. B. Cynaropicrin, eine für die gesundheitsfördernde Wirkung der Artischocke sehr bedeutsame Rolle spielen. Deshalb ist man in der pharmazeutischen Forschung inzwischen davon abgekommen, cynarinhaltige Monopräparate herzustellen. Stattdessen nutzt man nun den synergistischen Effekt (das Zusammenwirken) der einzelnen Inhaltsstoffe, indem man Arzneien mit den Gesamtextrakten der Artischockenblätter herstellt.

Chicorée – Salat und Gemüse

Chicorée, der bleiche Spross einer Zichorienart, enthält den Bitterstoff Intybin. Er ist im Milchsaft enthalten und verleiht ihm einen herb-frischen, bitter-aromatischen Geschmack. Der Strunk des Chicorées enthält das meiste Intybin, aber auch die Sprossen besitzen noch einen vergleichsweise hohen Bitterstoffanteil. Da heutzutage viele den bitteren Geschmack als Geschmacksbeeinträchtigung empfinden, bemüht man sich bei der Anzucht und Lagerung von Chicorée darum, bitterstoffarme Sorten zu ziehen. Dazu gehört, Temperaturschwankungen zu vermeiden und Lichteinflüsse gering zu halten, da man herausgefunden hat, dass Chicorée auf Lichteinstrahlung mit der Bildung von Bitterstoffen reagiert: Bereits nach vier Stunden normaler Raumbeleuchtung kommt es zur Chlorophyllbildung, wodurch sich die Blätter grün färben und vermehrt Bitterstoffe entwickeln.

Chicorée wird nicht nur als Salat, sondern auch als Gemüse zubereitet. Beim Dünsten sollte man immer etwas Zitronensaft zum Chicorée geben, damit die Blätter hell bleiben.

Rosenkohl – reich an Vitamin C

Nicht zuletzt weil er wegen seiner Bitterstoffe sehr bitter schmeckt, hat Rosenkohl (Brassica oleracea) hierzulande immer noch einige Probleme, sich als bekömmliches Gemüse zu etablieren. Reich an den Vitaminen C, E und K sowie dem Spurenelement Eisen, sind die Rosenkohlköpfchen jedoch ein wichtiges Wintergemüse und sollten daher regelmäßig auf dem Speiseplan stehen – auch wenn die neu gezüchteten Sorten so gut wie keine Bittersubstanzen mehr enthalten.

Übrigens: Auch Endiviensalat und Rucola bereichern das Salatbuffet um Bitterstoffe. Im Frühjahr sollte es auch Löwenzahn sein.

Radicchio – schön, rot und bitter

Als Chicoréeart ist auch der Radicchio (Cochorium intybus), der wegen seiner schönen dunkelroten Farbe jeden gemischten Salat zu einer Augenweide macht, extrem bitterstoffhaltig. Der herzhaft-bittere Geschmack der gezüchteten Sorten ist jedoch in den vergangenen Jahren zunehmend milder geworden. Dennoch enthalten sie immer noch genug bittere Substanzen, um eine verdauungsfördernde Wirkung zu haben.

Von der Heilpflanze zum Kräutergeist

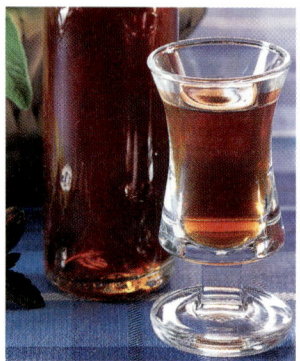

Kräuterbitter regen die Verdauung an.

Kräuterbitter haben eine lange Tradition. So basieren einige auf dem Markt erhältliche Bitterelixiere auf ganz ähnlichen Rezepturen, wie sie einst die mittelalterliche Tinctura amara zur Grundlage hatte. Als Fertigprodukte aus der Apotheke oder dem Reformhaus, aber auch selbst angesetzt sollten sie unbedingt zum Standardrepertoire von Hausapotheken gehören.

Letztlich sind auch die bitterkräuterhaltigen Schnäpse, Weine und Liköre, die schon immer nach den Mahlzeiten als Verdauungshilfe getrunken wurden, zur Gruppe der Bitterkräuterelixiere zu zählen. In Maßen genossen, bewirken Enzian- oder Bärwurzschnaps sowie der Condurangowein, dass genügend Verdauungssäfte zur Verfügung stehen, um üppige Mahlzeiten ohne Magendrücken, Sodbrennen und ohne unangenehmes Sättigungsgefühl zu verdauen.

Noch vor rund 100 Jahren gehörte es in wohl situierten Familien zum guten Ton, den Gästen nach einer opulenten Mahlzeit selbst hergestellte Bitterliköre anzubieten.

Cocktails – bitter und eisgekühlt

Die klassischen Bitterliköre Fernet Branca, Campari, Aperol, Blue Curaçao Angostura oder der Artischockenlikör Cynar sind nicht nur hierzulande beliebte Aperitifs oder Digestifs. Wem diese Liköre allerdings noch immer nicht bitter genug sind, sollte sich nicht scheuen, noch eine Prise Schafgarbenkraut, geriebene Pomeranzenschale oder ein anderes kräftiges Bittermittel zuzufügen.

Bitter-prickelndes und appetitanregendes Vergnügen verheißen aber auch Prosecco, Sekt oder Champagner, denen einfach ein paar Tropfen Kräuterbitter, wie z. B. Angostura oder Bitterstern (Bitterstern® ist in der Apotheke oder im Reformhaus erhältlich), beigegeben werden. Die folgenden Rezepte sind als kleine Anregung gedacht – Ihrer eigenen Kreativität sind keinerlei Grenzen gesetzt.

Bitter Juice

Zutaten: 1 EL Zitronensaft, 2 EL Orangensaft, 4 EL Ananassaft, 4 EL Maracujasaft, 2 EL Bananensaft, 2 EL flüssige Sahne, 1 Prise Schafgarbenkraut, Pomeranzenschale oder Kurkumapulver, 4 Eiswürfel, einige Apfelstücke zum Garnieren

Zubereitung: Für den Zitronensaft 1/2 Zitrone, für den Orangensaft 1/2 Orange auspressen. Den Ananas-, Maracuja- und Bananensaft (Fertigprodukte) zusammen mit dem frisch gepressten Orangen- und Zitronensaft sowie der Sahne verrühren. Die Prise Bitteres zufügen. Eiswürfel zugeben und im Shaker kräftig schütteln oder im Mixer gut mischen. Den Drink in 2 Longdrinkgläser geben und mit je 1 Apfelstück garnieren.

Kokoscocktail

Zutaten: 1 TL Kokoscreme (aus der Dose), 1 TL Limettensaft, 50 ml Orangensaft, 150 ml Ananassaft, 1 TL Weizenkeimöl, 1 Prise Ingwer, 2 Eiswürfel, Kokosraspel und einige Ananasstückchen zum Garnieren

Zubereitung: Die Kokoscreme in einen Topf geben und kurz auf dem Herd erwärmen. Für den Limettensaft 1/2 Limette, für den Orangensaft 1 Orange auspressen. Die Kokoscreme mit dem gut gekühlten Ananassaft (Fertigprodukt), dem Orangen- und Limettensaft, dem Weizenkeimöl sowie dem Ingwer verrühren. Die Eiswürfel in 2 Longdrinkgläser geben und den Kokoscocktail darüber gießen. Den Cocktail mit Kokosraspeln bestreuen und mit Ananasstückchen garnieren.

Bittereistee

Zutaten: 2 EL Zitronensaft, 4 EL Orangensaft, 2 EL Lemon Juice, 1/4 l Eistee, 1 Prise Wermut- oder Schafgarbenkraut, 4 Eiswürfel

Zubereitung: Für den Zitronensaft 1/2 Zitrone, für den Orangensaft 1/2 Orange auspressen. Beide Säfte zusammen mit dem Lemon Juice und dem Eistee (Fertigprodukte) verrühren und Wermut- bzw. Schafgarbenkraut zufügen. Die Eiswürfel auf 2 Longdrinkgläser verteilen und den Eistee darüber gießen.

Wenn nicht anders angegeben, sind die Cocktailrezepte für jeweils zwei Personen berechnet.

Orangen-Zitronen-Saft

Zutaten (für 1 Person): 1–2 Orangen, 1/2 Zitrone, 1 Prise geriebene Pomeranzenschale, 2 Eiswürfel

Zubereitung: Orangen und Zitrone auspressen, Säfte miteinander verrühren und das Bitterkraut zufügen. In 1 Longdrinkglas geben und mit Eiswürfeln kühlen.

> **Der Orangen-Zitronen-Saft ist ein idealer Durstlöscher an heißen Sommertagen – noch dazu mit wenig Kalorien.**

Champagnercocktail

Zutaten (für 1 Person): 1 Würfelzucker, einige Tropfen Angostura oder Bitterstern, 1 TL Cointreau, 125 ml Champagner, 1 Spirale einer Zitronenschale

Zubereitung: Den Würfelzucker mit den Kräuterbittertropfen beträufeln und in eine Sektschale geben. Anschließend den Cointreau zugeben und mit Champagner auffüllen. Die Sektschale mit der Zitronenschale garnieren.

Campari on the rocks

Zutaten: 2 EL Zitronensaft, 12 EL Orangensaft, 4 Eiswürfel, 4 EL Campari, 1 EL Angostura oder Bitterstern

Zubereitung: Für den Zitronensaft 1/2 Zitrone, für den Orangensaft 1 Orange auspressen. Zunächst die Eiswürfel auf 2 Longdrinkgläser verteilen, dann nacheinander den Campari, vorsichtig den Zitronensaft, den Orangensaft und zum Schluss den Kräuterbitter auf die beiden Gläser verteilen.

Grapefruitdrink

Zutaten: 2 Grapefruits, 1/2 Zitrone, 3 mittelgroße Äpfel (à 125 g), Mineralwasser, 1 Messerspitze Pomeranzenschale

Zubereitung: Die Grapefruits und die Zitrone sehr dünn abschälen, ohne dabei die weiße Haut, die das Fruchtfleisch umschließt, zu entfernen. Die Äpfel schälen und das Fruchtfleisch in kleine Stücke schneiden. Das Fruchtfleisch der Zitrusfrüchte in große Stücke auseinander brechen. Alle Zutaten in den Entsafter geben. Den Grapefruitdrink auf 2 Longdrinkgläser verteilen und mit Mineralwasser auffüllen. Die zerkleinerte Pomeranzenschale zufügen.

Schönheitssaft

Zutaten: 1/2 rote Paprikaschote, 8 Möhren, 4 frische Kohlblätter, 3 cm ungeschälte Ingwerwurzel, 2 EL glatte Petersilie
Zubereitung: Die Paprikaschote waschen, halbieren, entkernen und in Streifen schneiden. Die Möhren schälen und in größere Scheiben oder Stücke schneiden. Die Kohlblätter waschen und zu kleinen Kugeln formen. Die Ingwerwurzel zerkleinern. Die Petersilie waschen und zerpflücken. Alles im Entsafter verarbeiten. Den Saft auf 2 Gläser verteilen.

Mangococktail

Zutaten: 1 frische Mango (ca. 175 g), 200 ml Orangensaft, 1 EL Limettensaft, 1 TL Zuckersirup, 1/2 TL Bitterstern, Mineralwasser
Zubereitung: Die Mango schälen, das Fruchtfleisch vom Kern schneiden und mit dem Schneidestab des Handrührgeräts fein pürieren. Zuerst den gut gekühlten, möglichst frisch gepressten Orangen- und Limettensaft zufügen, dann den Zuckersirup und den Kräuterbitter dazugeben. Alles nochmals kurz mit dem Handrührgerät verrühren. Den Cocktail auf 2 Longdrinkgläser verteilen und mit 1 Schuss Mineralwasser aufgießen.

Es gibt viele Rezepte für alkoholfreie Cocktails. Wenn Sie diesen noch die Bitterprise verpassen wollen, sollten Sie zu Pflanzen greifen. Die fertigen Bittertinkturen enthalten alle hochprozentigen Alkohol.

Grapefruits, Zitronen und Äpfel braucht es für einen erfrischenden Cocktail. Das Tüpfelchen auf dem i ist die Zugabe von Bitterstoffen.

Verdauungsdrinks – selbst gemacht

Bitterschnaps

Zutaten: je 8 g Koriander, Kümmel, Fenchel, Dill, Engelwurz, Tausendgüldenkraut, Thymian, 1 l Wodka

Zubereitung: Alle Drogen im Mörser grob zerstoßen. Mit Wodka in einer Flasche ansetzen. 2 Wochen lang ziehen lassen, täglich schütteln. Anschließend 1 weitere Woche lang ruhen lassen, ohne die Flasche zu schütteln. Den Schnaps mit Hilfe eines Kaffeefilters filtern und die Bitterkräuter auspressen.

Pomeranzenschalengeist

Zutaten: 100 g getrocknete Pomeranzenschalen, 1 l Wodka

Zubereitung: Die Pomeranzenschalen mit Wodka in einer Flasche ansetzen. 1 Woche lang ziehen lassen, täglich schütteln. Den Pomeranzenschalengeist mit Hilfe eines Kaffeefilters filtern.

Tipp Statt der Pomeranzenschalen kann man auch klein geschnittene Kalmuswurzel verwenden (schmeckt aber bitterer).

Artischockentrunk

Zutaten: 1 Hand voll Artischockenblätter, 1 Hand voll Rosmarin, 1 l trockener Rotwein

Zubereitung: Artischockenblätter und Rosmarin zerkleinern und in eine dunkle Flasche geben. Mit dem Rotwein übergießen. Die Flasche gut verschließen und 14 Tage lang an einem dunklen Ort stehen lassen. Den Trunk abseihen und in eine saubere dunkle Flasche füllen.

Wermutwein (Rezept nach Hildegard von Bingen)

Zutaten: 1 l süßer Wein, 100 g Honig (aus biologischem Anbau), 30 ml Wermutsaft (aus der Apotheke oder dem Reformhaus)

Zubereitung: Wein und Honig in einen Topf geben und etwa 5 Minuten lang aufkochen lassen. Den Wermutsaft zufügen und weitere 5 Minuten leicht kochen lassen. Anschließend abkühlen lassen und in eine dunkle Flasche füllen.

Schnäpse und Weine mit Bitterstoffdrogen sollten maßvoll genossen werden. Ein Schnapsgläschen voll reicht – schließlich sind die Verdauungsdrinks hochprozentig.

Über die Autorinnen

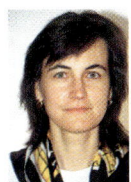

Dr. Nicole Schaenzler studierte Germanistik und Psychologie. Sie ist Chefredakteurin einer Zeitschrift im Foodbereich und arbeitet als Journalistin und Fachautorin. Ihr besonderes Interesse gilt der Krankheitsvorbeugung, der Psychosomatik und alternativen Therapien.

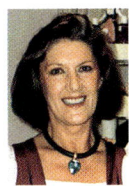

Hannelore Fischer-Reska zählt zu den bekanntesten Heilpraktikerinnen Deutschlands und praktiziert seit über 20 Jahren in München. Die Spezialistin für Immunsystem- und Viruserkrankungen hilft ihren Patienten mit bewährten Heilmethoden wie Akupunktur, Augendiagnose, Kinesiologie, Phytotherapie, sanfter Chiropraktik und Colon-Hydro-Therapie.

Literatur

Hannelore Fischer-Reska: Lebensratgeber aus der Naturheilpraxis. Bitterstern Verlag. München 1999
Mannfried Pahlow: Das große Buch der Heilpflanzen. Gräfe und Unzer Verlag. München 1993
Felix R. Paturi: Indianische Heilpflanzen. Ludwig Verlag. München 1999
Dr. Nicole Schaenzler: Säure-Basen-Diät. Südwest Verlag. 2. Auflage, München 2000
Herbert Schwinghammer/Paul Ehrenreich: Heilgewürze und Kräuter. Weltbild Verlag. Augsburg 1999
Max Wichtl (Hrsg.): Teedrogen und Phytopharmaka. Wissenschaftliche Verlagsgesellschaft. 3. Auflage, Stuttgart 1997

Hinweis

Bildnachweis

AKG, Berlin: 6; Autorenfotos: 95 (privat); Botanik Bildarchiv Laux, Biberach an der Riß: 1, 26, 36, 50, 52, 60, 63, 65, 76; Fotoarchiv, Essen: 2 li., re., 5 re. (Andreas Riedmiller); Madaus AG, Köln: Titel/Fond; Tony Stone, München: 18 (Keren Su); Südwest Verlag, München: 5 li. (Siegfried Sperl), 21, 38, 47, 67, 86 (Karl Newedel), 90 (Dirk Albrecht); Transglobe, Hamburg: 11, 23 (Aloha), 93 (Jo Clasen)

Impressum

© 2000 W. Ludwig Buchverlag, München, in der Econ Ullstein List Verlag GmbH & Co. KG, München

Alle Rechte vorbehalten. Nachdruck – auch auszugsweise – nur mit Genehmigung des Verlags.

Redaktion:
Jutta Friedrich, Dr. Elfi Ledig
Projektleitung:
Nicola von Otto
Redaktionsleitung und medizinische Fachberatung:
Dr. med. Christiane Lentz
Bildredaktion:
Gabriele Feld
Produktion:
Manfred Metzger (Leitung), Annette Aatz, Dr. Erika Weigele-Ismael
Umschlag:
Till Eiden
Layout:
Wolfgang Lehner
DTP/Satz:
Mihriye Yücel
Druck:
Weber Offset, München
Bindung:
R. Oldenbourg, München

Printed in Germany

Gedruckt auf chlor- und säurearmem Papier

ISBN 3-7787-3880-1

Register

Abkochung 52f.
Akupressur/Akupunktur 19
Allergien 5, 36, 39, 46, 53f., 72, 74, 88
Amara acria 32, **77ff.**
Amara aromatica 31, 50, 66, 75
Amara pura 31, 50, 62
Andorn (Weißer) 44, 47, 50, **51f.**
Artischocke **87f.**, 94
Asthma bronchiale 15, 33, 51f.
Ayurveda 6, 8, 11ff., 22, 68, 78

Bäder 48f., 60, 64f.
Bauchspeicheldrüse 4, 39
Beifuß 25, 29, 31, 36, 38, **53**, 86
Benediktenkraut 8, 29, 31, 34, 36, 40f., **54**
Bittergemüse 10, 87, **89**
Bitterholzgewächse 55
Bitterklee 40, **56**
Bittersüß 33f.
Bockshornklee 20, 25, 48f., 81
Bronchitis 33, 51, 57

Chinarinde 8, 29, 31, 41, 43, 46, 48, **57**
Condurangorinde 7, 29, 42, 47, **58**

Diabetes mellitus 37
Dickdarm 4, 41
Dünndarm 4f., 41

Einreibungen 49
Elemente, fünf (Ayurveda/TCM) 11ff., 19
Engelwurz 20f., 31, 40f., 49, **59f.**, 94
Entschlackung 8, 12, 14, 38
Erkältungen 33, 75, 79
Erschöpfung 8, 21, 26, 37, 46, 48, 66

Fertigpräparate 6, 43, 54, 65, 70, 76
Fieber 24, 46, 53, 55ff., 73, 75

Galgant 20, 23, 25, 32, 48, 50, **61**, 77
Gallenblase 4, 16, 20, 36f., 39, 41, **43f.**, 51ff., 58, 62, 66, 68, 70, 73f., 76, 88

Gelber Enzian 8f., 20, 24f., 29, 31, 34f., 40ff., 47, **62f.**
Gewürze 53, 61, 68, 77ff., 86

Hauterkrankungen 5, 16, 33, 37, 39, 49, 66, 80
Herz-Kreislauf-System 4f., 24, 37
Herzbeschwerden 23f., 57, 70
Hildegard von Bingen 5, 22ff., 51, 53, 79
 – wichtigste Bitterkräuter 25
Homöopathika 52f., 55ff., 60, 63, 65, 68ff., 74, 76
Hopfen 9, 29, 50, **64f.**
Husten 15, 33, 51, 79

Immunsystem 5, 8, 16, 21, 26f., 36f., **45ff.**, 75
Ingwer 16, 20f., 23, 25, 32, 48f., 77, **78**, 86

Kalmus 7, 14, 31, 42, 48f., **66f.**
Kaltauszug 53, 55ff., 60f., 63f., 67
Kardamom 16, 21, 32, **77f.**, 86
Kopfschmerzen 36f., 39, 46, 57, 63
Kräuterbitter **46f.**, 49
Kräuterheilkunde, Ursprünge 6ff.
Kurkuma (Gelbwurz) 7, 14ff., 32, 44, 49, **68**, 77, 86

Leber 4, 16, 20, 23, 36, 39, 41, **43f.**, 45, 51ff., 62, 66, 68, 70, 73f., 88
Löwenzahn 5, 20, 38, 40, 43f., 48, 50, 52, **69**, 90

Magen 4, 21, 29, 37, 39, 51, 73, 76
Mariendistel 23, 25, 43f., 48, 50, 54, **70**
Moxibustion 19, 53
Müdigkeit, chronische 21, 37, 39, 48

Niembaum 15f.

Öle, ätherische 31ff.

Parasiten 5, 32, 37
Pfeffer 79
Pfefferminze 9, 42ff., 52, 56, 84
Pflanzenstoffe, sekundäre 10, 26ff.
Pilze 5, 37, 46, 49
PMS (prämenstruelles Syndrom) 49
Pomeranze 8, 29, 31, 34, 41f., 44, **71**, 90, 94

Qi (Lebensenergie) 17, 19

Rasa 12f.
Reisekrankheit 21, 37, 61, 78
Rezepte 90ff.
Rheumatische Beschwerden 24, 33f., 37, 39, 45, 49, 56, 59f., 66, 69, 74

Salben 49, 52, 60, 76
Säure-Basen-Haushalt 36, 38ff.
Schafgarbe 5, 25, 29ff., 34f., 38, 41ff., 48f., 56, **72**, 90
Schleimhäute 5, 29, 32, 38, 45
Schulmedizin 7f.
Sirup 52, 71
Stoffwechselerkrankungen 37, 39, 45

Tausendgüldenkraut 8, 23ff., 29ff., 34, 40ff., 48, **73**, 94
TCM (traditionelle chinesische Medizin) 6, 8, 10, 15, 17ff., 53, 66, 68, 78
Teemischungen 6, 30, 36, 38, 40, 42ff., 47f., 52ff.
Therapeutika, bitterstoffhaltige 80ff.
Tinctura amara 8, 30
Tinkturen 6, 30, 36, 38, 42ff., 47ff., 52, 55, 57f., 60f., 63, 65, 67, 69ff., 76
Tri-Dosha-Lehre 11ff.

Übersäuerung → Säure-Basen-Haushalt
Umschläge 36, 74
Urogenitaltrakt 4f., 32

Verdauung 4f., 7f., 14, 16, 20, 23, 28, 31f., 37f., **41f.**, 45, 53f., 56, 58f., 61, 87f.
Vitalität steigern 48
Vitamin C (Askorbinsäure) 47, 85, 89
Völlegefühl 4, 41, 54, 59, 62, 87

Wegwarte 49, **74**
Wermut 8, 23, 25, 29ff., 34, 41ff., 47ff., 52, **75f.**, 94
Wundheilung 15, 37, 49

Yin und Yang 17ff.

Zahnpflege 16, 37
Zitwer 23, 25, 32, 77, **79**